人生100年時代の「生涯現役」宣言

EDは治る!
完全勃起マニュアル

医療ジャーナリスト
著 前沢 敬

徳間書店

はじめに——2回連続でエッチができた87歳の男性

建築事務所を経営していた87歳の男性から、次のようなメールが入ってきた。

「教わった通りにＥＤ治療薬を飲んで、60代半《なか》ばの一人暮らしの女性に会いました。連続して2回もできたことに感激しましたよ。若いころでも、そんなことはできなかったのに！」

筆者がこの男性に教えたのは、今ではどこでも手に入るＥＤ治療薬の「シアリス」と「レビトラ」を、本書で説明する「トリモダリティ」という方法で服用した。この男性は健康そのものなので、彼を見ると旺盛《おうせい》な性的活動が、健康と長寿に結びつくことを証明するように思われる。

一般に男性は50代後半から性的衰《おとろ》えを感じはじめ、60代になると性能力を失った（ＥＤになった）と勝手に思い込む傾向がある。

今では若い男性のなかにも性的関心の薄い人がいて、精子の数が減っているというニュースが報道されることがある。精子の数が減少しているとすれば、女性に対する性的関心の抑圧の結果ではないだろうか。

それに対して女性は80代後半になっても、敏感な性能力を維持している。羞恥心《しゅうちしん》から性的欲求を隠していても、男性性器を膣《ちつ》に挿入《そうにゅう》するまでもなく、乳房《ちぶさ》や生殖器《せいしょくき》を指で刺激する疑似《ぎじ》性交だけでも、繰り返し絶頂に達することができる。

25年以上にわたって、1万人以上のガン患者に接してきた友人の話によれば、最期を予感した高齢の男性患者のなかには、高齢の妻に裸や性器を見せてくれと要求する人たちがいるという。高齢の妻は衰えた身体を見せることに、ためらいがあるらしい。

「見せてあげなさい。ご主人の要求は生の希望に結びついているのです。今見せてあげないと、ずっと後悔することになりますよ」

と彼は答えるそうだが、この事例は男性の性的関心が死ぬまで続くことを証明する。

EDを解消するには、泌尿器科医や心理学者の面倒な説明や、高価な秘薬の必要はまったくない。トリモダリティを知っていれば、手軽に解決することができる。

古代ギリシアの喜劇作家アリストファネスに『女の平和』という作品がある。戦争に明け暮れる男たちに嫌気がさした女性たちが団結し、男たちが戦争をやめるまで性ストライキを実施するストーリーである。欲求不満に耐《た》えかねた男たちは平和条約を締結した。

2020年2月、イギリスのユニバーシティ・カレッジ・ロンドンのミーガン・アーノットらは、アメリカの閉経《へいけい》移行期の女性を対象とした調査データを分析した。その結果によれば、セックスレスの女性は、週1回以上のペースで性行動をする女性より、閉経が早くなること（老化が早くなること）が判明した。このときの性活動には、愛撫《あいぶ》、オーラルセックス、オナニーも含まれていた。

精神分析の創始者フロイトがいったように、人間の根底には性的要素（セクシュアリテ）があり、それを過度に抑制しないことに、男女ともに人としての喜びと健康な生活がある。だから本書は女性にも読んでいただき、男性をより理解できるように構成されている。

〈EDは治る！　完全勃起マニュアル　目次〉

第2章　人体の不思議　勃起のメカニズム …… 51

第6章 性的衝動を科学する 男女の性意識の違い

装丁　若松　隆
本文デザイン・DTP　Lush!
図版作成　村松明夫

プロローグ

EDは本当に病気なのか?

EDに悩む日本人は1800万人と推定される。なぜ、これほど多くの人がEDになってしまうのか?EDの多くの原因は、男らしくあろうとする男性の奮闘努力に由来すると考えられるが、それだけではなくさまざまな複合的な理由でEDは発生する。EDは成熟した文明社会における現代病といえそうだが、はたしてEDは病気なのだろうか?

☑ エッチで男性は緊張し、女性は快感と愛を感じ取る

ヒトのオスは、どうしてED（勃起不全《ぼっきふぜん》）になるのだろうか。

それに反してヒトのメスには、どうしてEDに相当する症状が起きないのだろうか。

ここには男性にとってエッチが難事業であることが端的に示されている。

医師や心理学者に、そのような発言をした人はほとんどいないようだが、**男性が性衝動を感じてペニスを勃起させ、相手の女性を裸にして膣《ちつ》に挿入《そうにゅう》するのは、精神的緊張を伴う大事業**なのだ。しかも、相手は呼吸しながら体温と体臭を持ち、やわらかい弾力性のある身体で反応してくる個性を持つ女性である。


緊張に満ちた努力を強《し》いられる男性に対して、女性は一般的に交接のときのすべりをよくする膣液を分泌するだけのことだ。このためには、感情的・身体的に刺激を受ける受け身の状態をとるだけですんでしまう。

これは女性を非難しているのでなく、そもそも人類の男女はそのように作られているというだけのことにすぎない。そのうえ男性は、常に女性を性的に満足させなければならないという義務感も背負っている。人間としての責任感のない男性や鈍感な男

性はこれに該当しないが、真面目《まじめ》な男性ほど強い義務感を持つ傾向がある。

最初にお断りしておけば、本書では生物学的に「人間」を指す場合、慣例にしたがって「ヒト」と表現する。

☑ 女性の快感は男性より9倍も強い？

エッチでは男性と女性のどちらに、より以上の快感があるのだろうか。

これは太古の昔から論議されてきた問題である。言葉による最古の証言であるギリシア神話の原型は、今から５５００年以上前にできあがったとされる。

ギリシア神話の最高神ゼウスと、彼の妻で最高位の女神ヘーラーは、あるときテイレシアスという占い師に、

「エッチでは男性と女性のどちらが、より以上に感じるのか」

と質問した。神話のこのフレーズは、一番偉い男の神さまでさえ、男女の性的快感の差について無知だったことを示している。

もっとも、この問題はひとりの人間が男性と女性に入れ替わり、交代にエッチを実践する以外にわかりようがないので、最高神といえども知らなかったのは無理がない。

占い師テイレシアスは勇気を奮《ふる》って、

「女のほうが男より9倍も快感を引き出します」

と答えたのだった。9倍という数値に根拠はなかっただろうが、彼は思考と経験を総動員して、女性のほうが気持ちがいいと考えたのだろう。すると、ヘーラーは女性の秘密をあばいた罪で、テイレシアスを盲目にしたという。しかしゼウスは彼をあわれみ、予言の能力と7世代にわたって生きる生命力を与えられたとされている。

このように**人類は何万年も前から、男女の性感の差について考えてきた**のである。

☑ 努力する男性と快楽的な女性

男性は一般に畑を耕《たがや》したり、穴を掘ったりする労働行為と同じように、真面目な顔つきでエッチを営《いとな》んできた。これに対して女性は一般に声を出したり、あえいだりして性的快感を表現してきたにほかならない。

男性側はこうした女性のパフォーマンスに満足感を得るが、それを知る女性は、感じていなくても技巧的に快感を演出することもある。

いずれにしても、男性は射精の瞬間を中心として快感を味わうが、直感的に女性の快感のほうが強いらしいと感じ取っている。**彼は女性が生々しい快感を表現しない限り、自分に実力がなく、ヘタクソだったと反省し、自己嫌悪に陥《おちい》って、しばらくは立ち直ることができない。**

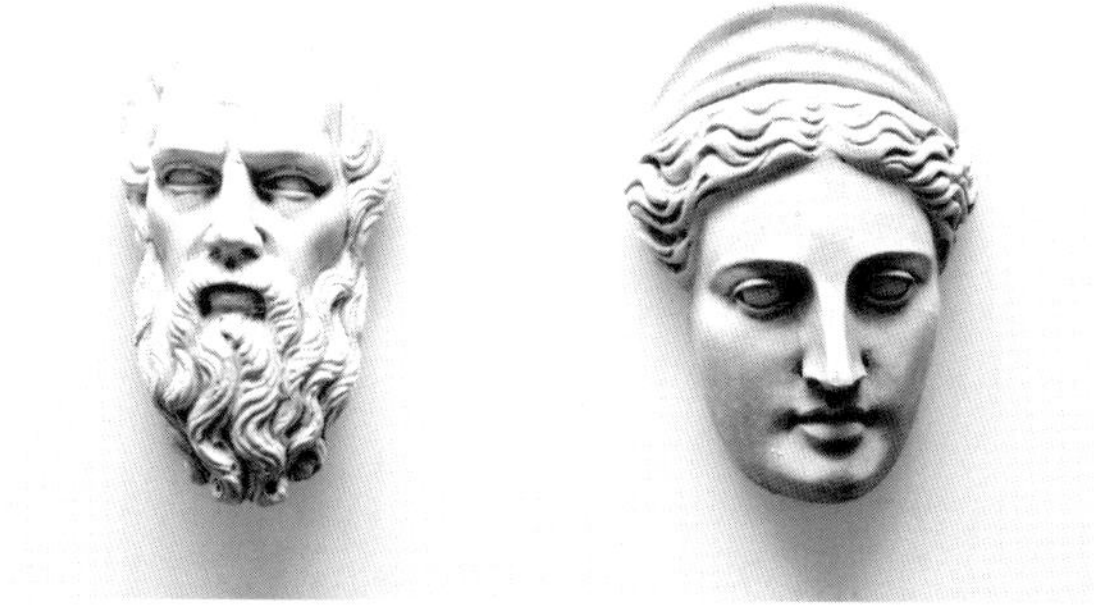
ギリシャ神話の最高神ゼウスとその妻へーラーの彫刻。神でさえ、男女の性における快楽の違いがわからなかった。(stockfoto)

　こんなことが重なると、エッチを恐れるようになるか、EDになるリスクがある。

　性交時の性的快感について女性の立場から、かつてなく明確な発言をしたのは、20世紀に活躍したフランスの哲学者シモーヌ・ド・ボーヴォワールだった。彼女は実存主義の思想家ジャン＝ポール・サルトルのパートナーとして『第二の性』という著作を書き、世界的な反響を引き起こした。

「人は女に生まれるのでなく、女になるのである」

　という有名なフレーズがある『第二の性』で、彼女は次のように書いている。

「女の性的興奮は男の知らない強烈さに達することができる。男の興奮は激しくても、ケイレンの瞬間を別として局所化されており（ペニスだけに限られており）、自意識を失うことがない。ところが女は反対に完全な無になってしまう。多くの女にとって、この変わりようは愛のもっとも官能的で決定的な瞬間だ。しかし、この変わりようはまた悪魔的な恐ろしい性格を持っている」（カッコ内は筆者）

女性の性感とオーガズム（絶頂感）を、これほど迫真的に表現したボーヴォワールの筆力と勇気には感嘆《かんたん》すべきだが、ここで注目すべきは、エッチと快感と愛が結びつけられていることである。

女性にとって、エッチと快感と愛は切り離すことができないらしい。

☑ＥＤは完全に解決できる問題

「愛」と「性」という概念は、言葉でどのように定義されてきたのだろうか。

これらについて人類は、古代ギリシアの哲学者プラトン以来、２５００年以上にわたってさまざまに考えてきたが、いまだに十分な答えがない。

そもそも「とは何か」という問いには、言葉で厳密に答えるのは難しい。わけても抽象的な「愛とは何か」「自由とは何か」「正義とは何か」などについて答えることは、ちょっと考えただけでも困難だろう。

たとえば「性的欲望＝異性とヤリたい気持ちとは何か」という問いに、われわれは的確に答えることができない。誰に対して、または何に対して性的欲望を感じるかは、人それぞれに異なっている。だからＥＤを考える折には、人類を悩ましてきた愛や性という大問題には深くこだわらないことにしよう。

第一、ＥＤになる理由は単純ではない。**さまざまな事情が重なりあい、ＥＤは複合的原因によって起こる。**仕事が思わしくないときにはＥＤになりやすいし、体調が悪かったり大きな心配事があったりすれば、エッチどころでないはずだ。

男性のエッチに必ず愛がからまるのかどうかについても、愛は状況次第で、どのようにでも表現される感情である。知らない土地に行って、たまたま知り合った異性と性的結合をしたとして、そこに性的欲情以外に愛が関係したのだろうか。愛があったとしても、それはイヌをかわいがったり、酒を好んだりするのと、どのように違うのだろうか。風俗に行く男性は、愛を買いに行くのだろうか。

要するに愛も性も、厳密に規定しようとしてもしようがない問題なのだ。

愛が薄れたからＥＤになるのか、精力が弱くなったからＥＤになるのか。

これは誰にも的確に答えられない問題だろう。あとで説明するように、EDを真剣に考えたり、何とかしたいと深刻に悩んだりするのは意味がなく、EDは気楽に解決できる問題にすぎない。

医師や心理学者はEDを病気扱いにするが、EDは本当に病気なのだろうか。彼らは職業的立場から、人が苦痛や不自由を感じてさえいれば病気にするが、それは彼らの職業的習性にほかならない。EDはそんなに重々しい問題ではないと筆者は考える。

本書では、どのようなEDにも安易で完全な解決方法があることを示すと同時に、EDをまともな病気扱いにする立場に疑問を呈《てい》したい。今日《こんにち》、そのような症状は完全に解決できる問題にすぎない。深刻に悩むのは、バカバカしいのである。

われわれが「男らしい」というとき、精神面は別として、筋肉とペニスが連想されがちである。ペニスは男性性（男性としての特性）を象徴する身体的要素だからだ。そのペニスが勃起しない男性は、睾丸を摘出されたかつての中国の宦官《かんがん》のような存在だろうか。女性はEDの男性を「男らしくない」と思うのだろうか。

本書ではEDの確実な科学的解決方法を示すと同時に、ED問題の根もとに横たわる、男性と女性の問題も考えることにしよう。男女の問題は、取りも直さず全人類に共通する問題にほかならないのだから。

第１章

あなただけ
ではない！

日本のED人口と性生活事情

日本人のED人口が多いのは、性に対するあきらめ感によるところが大きい。また勃起不全に関しても老化による衰えと考えがちである。しかし、何歳になっても性に対して意識することは、QOL（クオリティオブライフ）には欠かせないことなのだ。すなわち性＝生であり、最期まで性に対してアクティブでいたいものである。

統計で見る日本のＥＤ人口予測

☑ＥＤ患者が１８００万人というのは本当か

ＥＤとはErectile Dysfunction（勃起《ぼっき》障害）という英語の頭文字を取った表現だ。かつては勃起能力に問題がある男性を、十把《じっぱ》ひとからげにしてインポテンス＝インポ（性的不能症）と呼んでいたが、現在ではこんな侮蔑《ぶべつ》的な用語は使われない。

ＥＤには、常に勃起しなくて、常にエッチができない「完全ＥＤ」と、ときどき勃起しなくなる中程度の「ミディアムＥＤ」があり、中程度のＥＤには「中折《なかお》れ」が含まれる。

俗にいう中折れとは、膣《ちつ》内にペニスを挿入《そうにゅう》しておきながら、途中で（つまり射精以前に）本人の意志に反してペニスが勢いを失い、萎《な》えてしまう身体現象である。中折れは完全ＥＤ以上に男性を打ちのめし、女性を失望と欲求不満に陥《おとしい》れることがある。

ただ、どんな性機能不全も科学的に簡単に治せる現代では、わざわざ区別する必要

EDの種類

完全ED	常に勃起しない
ミディアムED	ときどき勃起しなくなる 中折れ

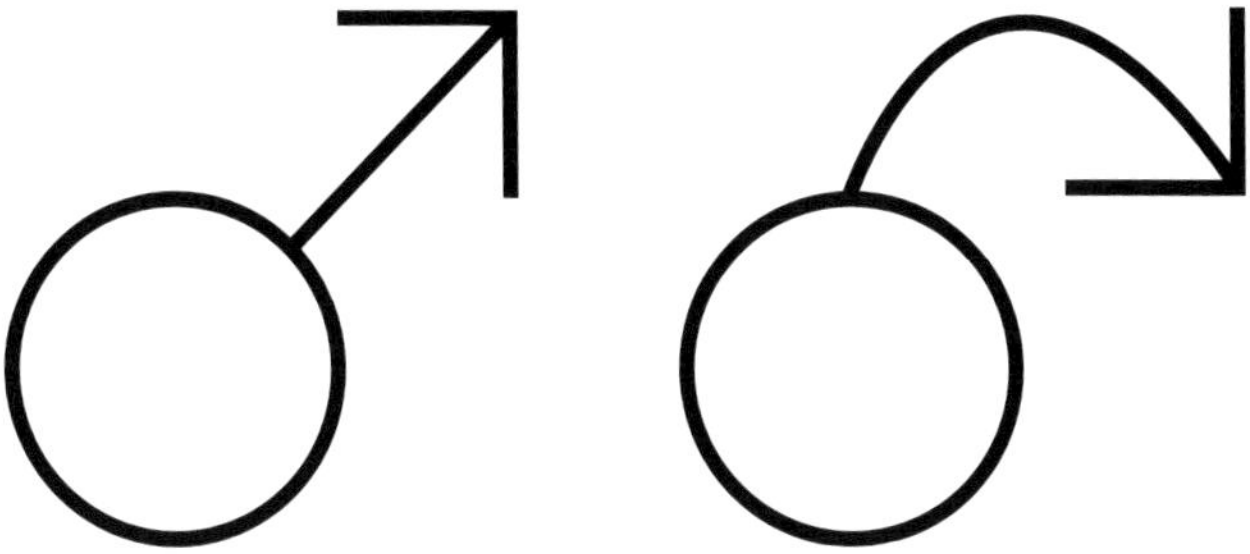

がないので、ひとまとめにしてEDとすれば十分だろう。

驚くのは、ED人口の多さである。1998年の調査では、日本国内のED人口は1130万人とされていた。この年の男性の総数は約6150万人だったから、0歳から105歳くらいまでの男性の約18％がEDだったことになる。

ただ、この調査は、EDの治療を受けた男性数でなく、

「あなたはEDに悩んでいますか」

という問いに答えた、自己申告による調査だったそうである。

一般法人・日本臨床内科医会が行った2000年の調査では、全国の30歳から79歳までの5世代の3854人の

既婚男女が対象になり、29・9％の男性にEDの自覚があるという結果が出た。それによれば、10人の男性のうち3人にEDの自覚があることになる。

この約5世代にあたる年齢層でも、EDの治療を受けていない男性のほうが圧倒的に多かったが、今では人口の高齢化などにつれ、**ED男性の総数は1800万人になっている**と推定されている。

ED人口はこれほどまでに多いのだろうか。彼らは平然として、ふだん着の社会生活を送っている人たちである。

☑現在の日本男性の推定ED人口を計算する

2017年度の日本の男性の総数は、6184万2000人とされていた。このうち0歳から9歳までの男子は526万5000人（8・7％）で、この年代の男の子は性を強く意識していないため、ED人口からは省《はぶ》く。

また10歳から14歳までの286万8000人（4・7％）も、ED問題はないと考えたい。14歳といえば中学生だからオナニーくらいはするだろうが、オナニーをするほど精力があればEDとは無関係だろう。

日本の男性人口ピラミッド

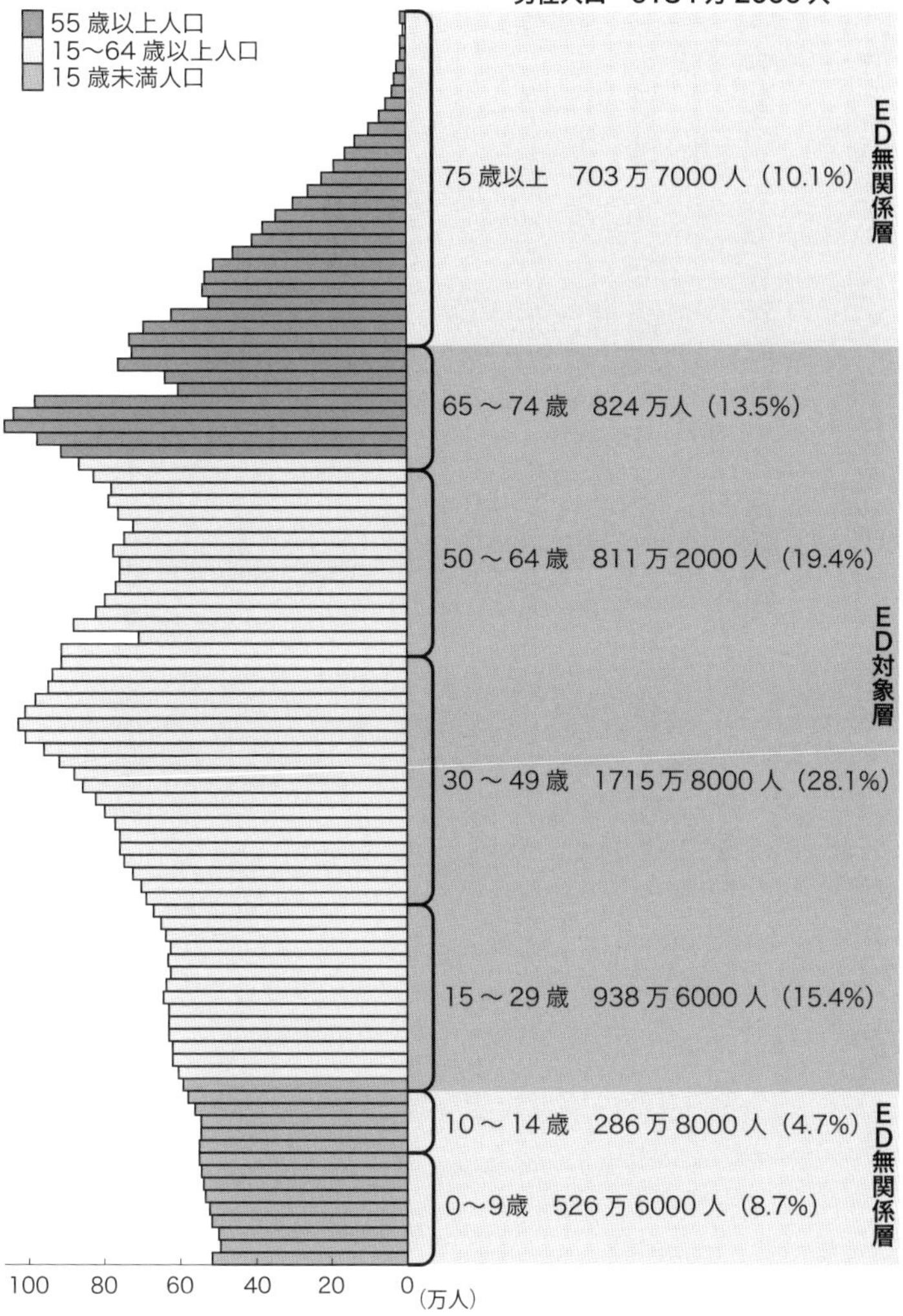
男性人口　6184 万 2000 人
55 歳以上人口
15～64 歳以上人口
15 歳未満人口
75 歳以上　703 万 7000 人（10.1%）
65 ～ 74 歳　824 万人（13.5%）
50 ～ 64 歳　811 万 2000 人（19.4%）
30 ～ 49 歳　1715 万 8000 人（28.1%）
15 ～ 29 歳　938 万 6000 人（15.4%）
10 ～ 14 歳　286 万 8000 人（4.7%）
0～9歳　526 万 6000 人（8.7%）
ＥＤ無関係層
ＥＤ対象層
ＥＤ無関係層
100
80
60
40
20
0
（万人）

こうしてみると、EDに無関係の人口は0歳から14歳までの813万3000人（13・4％）を占める。

938万6000人（15・4％）を占める15歳から29歳では、女性と接して悩むようになる男性が出ると思われる。さらに結婚年齢にあたる1715万8000人（28・1％）という30歳から49歳になると、家庭問題や夫婦問題などで悩む男性が増えるだろう。

合計した2654万4000人（15歳から49歳）の男性は、総数の半数近い43・5％を占める。なかでも40歳から44歳の5世代は第二次ベビーブームや団塊《だんかい》ジュニアといわれ、いちばん人口が多く、491万4000人（8・1％）を占めていた。

切実なED問題の中心は、この15歳から49歳にあるのではないかと思われるが、実態はどうだろうか。

ネットには、40代と50代にEDが多いという情報がある。

☑中年以上の壮年男性のED問題

50歳から64歳までの811万2000人（19・4％）になると、苦労が多くて、そろそろＥＤを感じる人たちが多くなるだろう。仕事や人間関係に精力がそがれ、家に帰るとバタンキューとなって、エッチどころではなくなってしまう。

定年を迎える65歳から74歳までの８２４万人（13・５％）になると、女性に関心が強くても、実際の行動に移す人はぐっと少なくなるだろう。働かなくなれば気力が衰《おとろ》え、気力が衰えば、精力も衰えるからだ。

今さら妻に欲情する状況はないだろうし、妻のほうも男性扱いしてくれないかもしれない。こうして無意識のうちに、ＥＤの条件が形成されていく。

加えて、この年代の年金暮らしの男性には経済力がなく、自由に使える小遣いが極度に制限される。彼らは長年の経験から、妻以外の女性とつきあうには経済力が必要なことを知っている。さらに、ひとたび妻以外の女性とつきあうと、一度だけではすまないことも十分に理解している。その考えがあるから、エッチを伴うつきあいには躊躇《ちゅうちょ》し、面倒くさいと控えてしまっている。

男性の平均的健康年齢は81歳とされている（２０１７年現在）。この年齢層が難しいのは、彼らの実際の身体能力は枯れようとしても枯れきることがないからだ。

☑名誉ある後期高齢者の性生活

75歳以上の703万7000人（10・1％）になると、いくら女性に関心があっても、一般にエッチをする気力がなくなっている。

彼らはEDになっても、単なる老化現象ととらえ、悔しいとも不自由だとも思わない。そのため、ED人口に数えることはできない。

つまり、後期高齢者の10・1％に未成年者の13・4％を加えた23・5％の男性が、EDに無関心な年代層だと考えることができる。

そうだとすれば、残りの76・5％を問題にすればいいのだろうか。

ところが現代医学は、高齢者にも温かい恩恵を施《ほどこ》すようになっているので、本書の目的は10・1％の高齢者に対しても啓蒙的役割を果たすことにある。

それにしても1800万人という数字は、とほうもなく大きいように思われる。しかし、この数字を単純に疑うことはできない。そこにはEDという現象のデリケートなニュアンスが、隠微《いんび》に暗示されているのかもしれない。

エッチができない男性の言い分

学術調査が明らかにしたこと

ここに医学専門誌に発表された調査データがある。ある医科大学の泌尿器科学講座のスタッフが、1992年と2011年の2度にわたって、特定の地方自治体を対象にして実施した男性の性機能の実態調査である。1992年の調査のときは40歳から79歳の4世代の男性が対象となり、住民の47％にあたる319名が調査に参加した。

以下に質問の形式を簡略にして紹介しよう。

「この1カ月間に、性的刺激を受けて勃起したことがあるか」

という最初の問いには、（1）常に勃起した、（2）ほとんど常に勃起した、（3）しばしば勃起した、（4）ときどき勃起した、（5）あまり勃起しなかった、（6）まったく勃起しなかった、という6項目の答えが設定された。

これらの問いに、40代では36・2％が（1）と（2）と答えたが、70代では（1）

と（2）は10％以下の7・3％になり、71・0％が（5）と（6）と答えた。40代でも勃起率が低いようだが、70代になると性機能のある人が完全な少数派になった。

2番目の「この1カ月間にセックスを何回したくなったか」という問いでは、「全然したくなかった」から、「1日に2回以上」までに分けて8項目の質問がされた。

ここでは40代では17・1％が週に1回以上あることがわかったが、70代では全滅状態で0％だった。また40代と50代でも10％前後が、全然したくなかったと答えた。

予想通り、年をとるとともに性機能と性欲はなくなるのだが、それでは当事者たちは性の減退《げんたい》に不安を感じないのだろうか。

「この1カ月間に、セックスの能力について、どれくらい心配をしたか」という3番目の問いの答えを見ると、どの年代でも80％以上の男性が何の不安もないか、ほとんど心配していないことがわかる。エッチは相手の女性がいなければ成り立たない行為だから、ここで明らかになるのは**日本の女性がエッチにそれほど積極的でないか、相手の男性に無理に迫《せま》らないことである。**

年齢別による勃起・性欲に関する質問

	40～49歳 (n=47)	50～59歳 (n=65)	60～69歳 (n=107)	70～79歳 (n=70)
ここ1カ月間に、性的な刺激を受けた場合、勃起したことがどのくらいありましたか?				
1：常に勃起した	12.8	6.3	3.8	2.9
2：ほとんどいつも勃起した	23.4	7.8	8.6	4.4
3：しばしば勃起した	25.5	15.6	13.3	2.9
4：ときどき勃起した	23.4	46.9	35.2	18.8
5：あまり勃起しなかった	8.5	17.2	29.5	27.5
6：まったく勃起しなかった	6.4	6.3	9.5	43.5
ここ1カ月間に、セックス(性交渉)をしたくなったことが、どの程度ありましたか?				
1：全然なかった	10.6	9.4	26.7	53.6
2：月に1回	6.4	18.8	22.9	26.1
3：月に2～3回	23.4	31.3	33.3	17.4
4：週に1回	42.6	23.4	11.4	2.9
5、6、7、8：週に1回より多く	17.1	17.2	5.5	0.0
ここ1カ月間に、性交(セックスの)能力についてどの程度心配になったり気がかりになったりしましたか?				
1：まったく心配でも気がかりでもなかった	70.2	67.2	70.5	79.7
2：ほんの少し	17.0	18.8	10.5	7.3
3：多少	10.6	12.5	12.4	7.3
4：かなり	2.1	0.0	5.7	1.5
5：非常に	0.0	1.6	1.0	2.9
6：極端に	0.0	0.0	0.0	1.5
あなた自身の性生活に対する満足度あるいは不満度はどの程度ですか?				
0 (非常に不満)	8.5	4.7	2.9	10.3
1	0.0	3.1	2.9	4.4
2	4.3	3.1	3.8	7.4
3	2.1	4.7	3.8	1.5
4	0.0	3.1	2.9	5.9
5	29.8	34.4	38.1	42.7
6	6.4	0.0	5.7	7.4
7	12.8	7.8	3.8	5.9
8	14.9	7.8	12.4	1.5
9	2.1	3.1	1.9	1.5
10 (大変満足)	19.2	28.1	21.9	11.8

出所：札幌医科大学 (%)

☑男性は努力をしないで不満顔

ところで、性機能や性欲の衰えを心配しない4世代の男性たちは、それで満足して暮らしているのだろうか。

「あなた自身の性生活に対して、どの程度の満足感や不満感を持っているか」という4番目の問いでは、(0)「たいへん不満」から(10)「たいへん満足」まで、11項目の答えが準備された。その答えでは、0から3までが不満の表明だったが、なんと40代の14・9%から70代の23・6%にいたるまで、年をとるごとに不満が増えていったのである。

この結果では、中年以上の男性たちが積極的にエッチをする努力もせずに、「なんだか、おもしろくねえなあ」と不満顔をしていることがわかる。中年以上の男性たちのなかには、「若い女性が相手ならなんとかなるさ」とか、「相手が変われば、なんとかなるよ」などと身のほど知らずなことをうそぶいたり、心のなかで考えたりしている向きもいるようだが、ネギを背負ったカモがくるようなチャンスはほぼないだろう。そんな夢のような機会に恵まれても、ふだんからトレーニングを積んでいないのだから、役に立つはずがない。**なぜなら、EDの大きな原因の1つに、トレーニング不足があるからだ。**

同じ医科大学が同じ地方自治体を対象にして、15年後の2007年に2度目の調査をしたときは、初回の調査に参加した319名の男性うちで、転居したり亡くなったりした人たちがいて、参加人員は185名になっていた。

全体として変わらなかったのは、性機能や性欲の低下に対する楽天的な姿勢だった。

調査チームは、

「日本人の男性は高齢になるほど、勃起や性欲などに機能障害が増える傾向がある。しかしアメリカ人に比べると、そのことをそれほど不満に感じない傾向がある」

という表現でしめくくっている。このことからアメリカ人は性機能に関して不満が高く、それをED治療薬などで解消していることが読み取れる。

☑アメリカの女性がエッチを要求する歴史的背景

性心理学者の常識では、アメリカの中高年の女性に比べて、日本の中高年の女性は自分から男性にエッチを求めることはないとされてきた。ハワイ在住の日本人たちに話を聞いてみても、同様の答えが返ってきた。

肉食を中心とするアメリカ人は、さすがに精力があるというのが一般的な憶測《おくそく》だった。なかには女性から迫られるアメリカの中高年男性たちに、同情の発言をする日本人の男性たちも少なくなかった。

西部劇では荒くれ者のカウボーイが、女性を肩に担《かつ》いで略奪するシーンがあった。初期に北アメリカ大陸に移住したのは男性が多かったため、女性たちは珍重《ちんちょう》されたという解説がされていた。

ところが18世紀末に独立したアメリカ合衆国には、カトリックのイギリスに対してピューリタンの誇りが支配した。彼らは聖書の直系の後継者を自認し、倫理《りんり》的な生活姿勢を維持しようとする雰囲気を持っていた。その傾向はとくに性生活の面で強かったという。

19世紀のアメリカでは、婚姻外《こんいんがい》のエッチはいかなる場合も許されなかった。それだけに男性のEDと女性の不感症や冷感症は、重大な問題とされた。

こうしてみると、アメリカ女性が性的権利を主張するのには、歴史的・文化的背景があることになる。

Column

なるほど！性知識

不感症と冷感症

不感症は性欲があっても性的快感を感じない症例を指し、その原因は心理的なものと身体的なものに分別される。

まず心理的な原因はエッチに対する不安、ストレス、男性に身体を見られる抵抗感や恐怖心、ホルモンバランスの不調などとされ、なかには性に対する子どものころの教育の厳しさから生じた罪悪感もあるとされる。また最初のエッチの際に男性側が女性に対する理解に乏《とぼ》しく、愛撫《あいぶ》もなく手荒に扱ったことも大きな理由になっている。

一方、身体的原因としては、冷え症、生理不順があるとされ、ときには出産後にエッチを望まなくなる女性たちもいる。これは育児に気をとられすぎるせいだといわれるが、身体的な変調が起きる人もいるようだ。かつて不感症の女性に肛門性交をしたら治ったという話があったが、現在では医学的にも信じられてはいない。

これに対して冷感症とは、性欲も性的快感もない女性のこととされ、原因は内分泌《ないぶんぴつ》障害、性器の局所障害、心理的原因などとされた。

ただ、不感症にしても冷感症にしても、何人もの子どもを生めることに変わりはないことも明記しておこう。

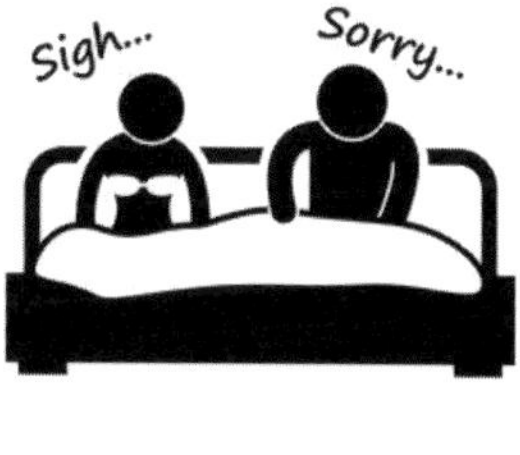

まだまだ現役！　高齢者の性生活

☑後期高齢者の性的欲求の大きな変動

前節で示した人口統計のなかに、65歳から69歳の男性が、466万人（7・6％）もいることに注目したい。彼らは第二次世界大戦以後、最高の人口増になった第一次ベビーブームといわれた団塊《だんかい》の世代に属している。

職業生活の第一線から退《しりぞ》いた団塊の世代は、どんな日常的性生活を送っているのか。従来の常識では、初老の妻や成長した家族と穏《おだ》やかに暮らしているはずだった。

しかし立ち入って調べてみると、今では60代以上の男性のなかにも、外に出て性的パートナーを求めようとする人たちがいる。これには2000年代になってから手に入りやすくなったED治療薬が関係していると思われる。

また、女性との性行為をしない場合でも、エッチなビデオや雑誌のカラーグラビアなどを見たり、女性とのみだらなシーンを想像したりして、自慰《じい》行為にふけるらしい。

ここでもＥＤ治療薬を利用する人もいるだろう。

若い人たちは信じないかもしれないが、**ペニスが勃起しないで、縮《ちぢ》こまった状態のままでも射精することができるし、精液の量が少なくなっていても、快感を味わうことができる。**

女性に関して、男性には1つの絶対的真理がある。それは女性にモテる少数の男性と、あまり女性にモテない大多数の男性がいることだ。

女性にモテる男性には、もちろん顔のよさや姿かたちの好ましさがあるのだろう。しかし決定的なポイントは、女性にこまやかなやさしい心づかいができることにある。これが後期高齢者になっても、若いころ以上に女性にモテる決定的な要点になる。

☑性的にアクティブな高齢女性

一方、団塊の世代の女性のなかにも、積極的に性的関係を求める人たちがいる。問題はそれが夫婦間の関係とはかぎらないことにある。

かつては、60代以上の女性がエッチをするとは考えにくいことだった。そのため男性は家庭でエッチを求められるような状況に追いこまれることは少なかった。

ところが現在では60代以上の女性も、昔から知っていた男性や、たまたま知りあった男性、ときには年下の男性たちとエッチを楽しもうとする。

高齢になると女性は閉経《へいけい》し、そのときから膣液が出にくくなる。そのうえ、膣壁が収縮しているから、勃起したペニスを挿入されると痛みが生じることも多い。このような女性のなかには、

「痛いから、エッチはイヤ」

という人たちも少なくなかったのだ。

しかし、現代の彼女たちは膣の奥深くに塗り込んで性交痛を防ぐゼリーがあることを知っている。この透明か乳白色のゼリーは、あとで洗い流すことができる。ゼリーは宅配便でも注文できるため、簡単に入手できる。

また、**ED治療薬は女性が飲んでも効果がある。血行量が増えて全身の血のめぐりがよくなり、膣とクリトリスの感度がよくなって、満足度の高いオーガズムに達することができる**。こちらも宅配便が使え、不感症気味の女性の強い味方になるという。

さらには女性ホルモンの「エストロゲン」によるホルモン補充療法などで、若々しさを保っている人たちがいる。ホルモン補充療法には、乳ガンを発症するリスクがあるといわれるが、認知症のリスクや大腸ガンのリスクを下げるともいわれている。ホ

Column

なるほど！性知識

生涯エッチの回数

一般的に男女は、生涯に何人の異性を相手にするのだろうか。そのような統計はありえないし、色男ぶろうとする男性はオーバーな数字を口にするだろうから、そもそも信用することができない。

もっとも数多くの女性を相手とした男性としては、17世紀スペインの伝説上の放蕩《ほうとう》貴族ドン・ファンが知られている。これをオペラにしたモーツァルトの『ドン・ジョバンニ』では、ドンの下男のレポレトが、

「ドン・ジョバンニさまはスペインだけでも、１００３人の女性と関係をもちましたぞ」

と、ホラをふいている。これだけの女性をいちいち数えているのはたいしたものだが、アメリカの進化生物学者ジャレド・ダイヤモンドは著書『人間の性はなぜ奇妙に進化したのか』のなかで、彼が30年間に１００３人の女性を相手にしたとすると、11日おきに別の女性とエッチをした計算になると書いている。

そもそも回数の多さを自慢するのは、くだらない見栄っ張りにほかならない。むしろ１人の異性を何十年も愛してきたというほうが、価値があるように思えるが、ここには人それぞれの価値観が反映されるから、一概に結論づけることはできない。

2019年３月、イギリスのユニバーシティ・カレッジ・ロンドンのサラ・ジャクソンらは50歳以上の6921人の中高年層を対象とした性的パートナーの総数に関する調査結果を発表した。

調査対象となった男性は3054人、女性は3867人。この調査の特徴は、同性愛者と両性愛者が含まれていたことにある。

データが示したのは、同性愛の女性と両性愛の女性が、男性の同性愛者や両性愛車より性的相手が少なかったことである。５人以上と答えたのは女性の24.1%、男性の39.7%で、10人以上と答えたのは女性の8.5%、男性の19.9%だった。

調査チームは男性では同性愛者が、女性では両性愛者が生涯に数多くの相手を持つと結論づけたが、これは善悪の基準と関係がない。

ルモン補充療法には、内服薬、貼付薬、ジェルなどがある。

このように60代以上の男女でも性的活動をサポートする薬や道具が開発され、それが高齢者の性の活性化を生んでいる。ただ一方で、高齢者層の離婚の一因になっている可能性も。しかし、たとえそうだとしても、彼らは老化を防ぐ有効な生活様式を選択したといえるかもしれない。

前述したように、日本にはアメリカのような倫理的背景はない。昨今の中高年女性の性的活発さは、20世紀前半に『ファシズムの大衆心理』を書いた精神分析家ヴィルヘルム・ライヒがいうところの「性革命」が起きているからなのだろうか。

ライヒはプロレタリア（賃金労働者階級のこと）の性的欲求不満が政治的萎縮《いしゅく》を生むと考え、社会的抑圧から性を解放しようとした。ただ、日本の中高年の女性はプロレタリアではないので、社会的風潮に乗って本能的に性革命を志向しているのかもしれない。

一方、医学的調査で日本の中年以上の男性は、心のうちに不満を持ちながらも、性機能や性的欲情の衰えに不安を感じない実態を報告した。

このような日本の中高年男女の性に関する相違について考察するうえで、日本人のエッチについて、いくつかの調査結果を見てみよう。

日本人はエッチをしなさすぎる!?

☑日本の男性のエッチ回数は世界最低

世界にも日本にも、感心させられるようなさまざまな調査報告がある。なかでも有名なのは「デュレックス・グローバル・セックス・サーベイ・レポート（デュレックス・グローバル性調査報告書）」だ。

デュレックス社とは、イギリスを中心として世界のコンドーム市場の4分の1を占める会社で、「グローバル性調査報告書」は世界の26カ国の男女の1年間のセックスの回数と、性生活の満足度を調べた報告である。

この会社はウェブサイトによる毎年の調査結果を発表しているが、たいていギリシアの年間160回を超えるエッチが世界の最高位を占める。これを1カ月あたりに直すと13回強になるから、ギリシア人は毎週3回強のエッチをしていることになる。

それに対して**日本人は年に46回前後で、毎年26カ国中の26位という最下位を占め続**

けてきた。この数字がどれほど信頼できるかはともかくとして、日本人は毎月４回以下のエッチしかしていない計算になる。これは年に80回前後という25位の香港と比べても、約半分の回数なのだ。

日の丸を背負ってオリンピックに出るわけではないので、はちまきを締め直してがんばることはないが、２０１０年度の日本家族計画協会「主要国の性行動比較」によっても、これまた主要６カ国中最下位の22・３回という悲惨な結果になっている。この数字を信じれば、多いか少ないかは別にして、日本人のエッチの回数は月に２回という計算になる。

日本の中年以上の女性から、

「エッチをしなければならないことはないのよ。手を握りあって、寄り添って寝ていられたら、それでいいわ」

というような発言をよく聞くが、これは愛を感じ、愛を確かめられればいいという本音だろうと思われる。

しかし、このような実質を満たされない行為は永続性を持たないだろう。手を握りあって寝ている光景が、そんなに長く続くとは思えない。

女性のほうに愛があれば、しだいに愛を満たされない思い（欲求不満）が高まるだ

世界の国別のセックスの頻度（回／年）

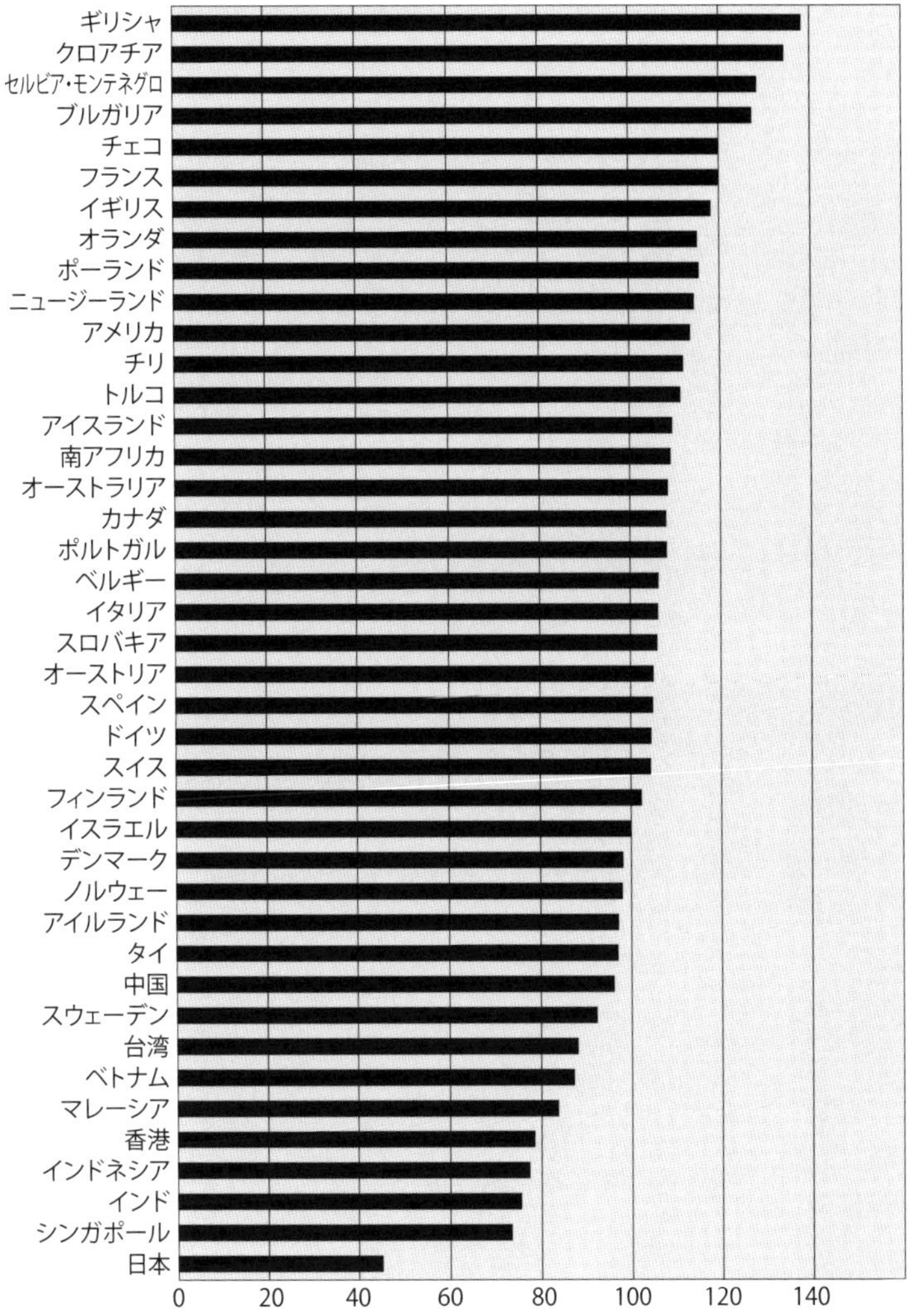

デュレックス・グローバル・セックス・サーベイ・レポート

ろうし、第一男性のほうは病気でもないかぎり、「すまない、申し訳ない。カンベンしてくれ！」というせつない心情に耐えきれなくなるか、こっそりオナニーでもするしかなくなるだろう。男性はたとえEDでも、女性と違って精液（＝性衝動）がたまっていく人種であることを無視することはできない。

☑統計調査による真実

しかし、別の統計資料からは、別の現実が見えてくる。たとえば、２０１８年に20代から60代の男女１万４１００人を対象とした、相模ゴム工業株式会社の調査「ニッポンのセックス」では、年代別に「セックスをしたくない理由」が発表されている。

男性では「年齢的にもうよい」が40代の30％から増えだし、60代では70％と圧倒的高さに達している。それが女性では40代の30％、50代の50％から、60代の70％と順を追って高くなる。

次に目につく「面倒くさい」という理由では、男性では40代が40％と最高で、残りの20代から50代が40％弱を占めている。女性でも、この理由の比率が高く、40代の56

相模ゴム工業株式会社「ニッポンのセックス」

セックスをしたくないと答えた方へ。なぜもっとセックスがしたいと思わないのですか？

■回答が多かったもの・男性		■回答が多かったもの・女性	
60代「年齢的にもうよい」	63.2%	60代「年齢的にもうよい」	65.1%
50代「年齢的にもうよい」	40.7%	50代「面倒くさい」	50.6%
40代「面倒くさい」	40.0%	40代「面倒くさい」	56.3%
30代「仕事や家事などが忙しく疲れている」	39.3%	20代「性欲がない」	50.0%

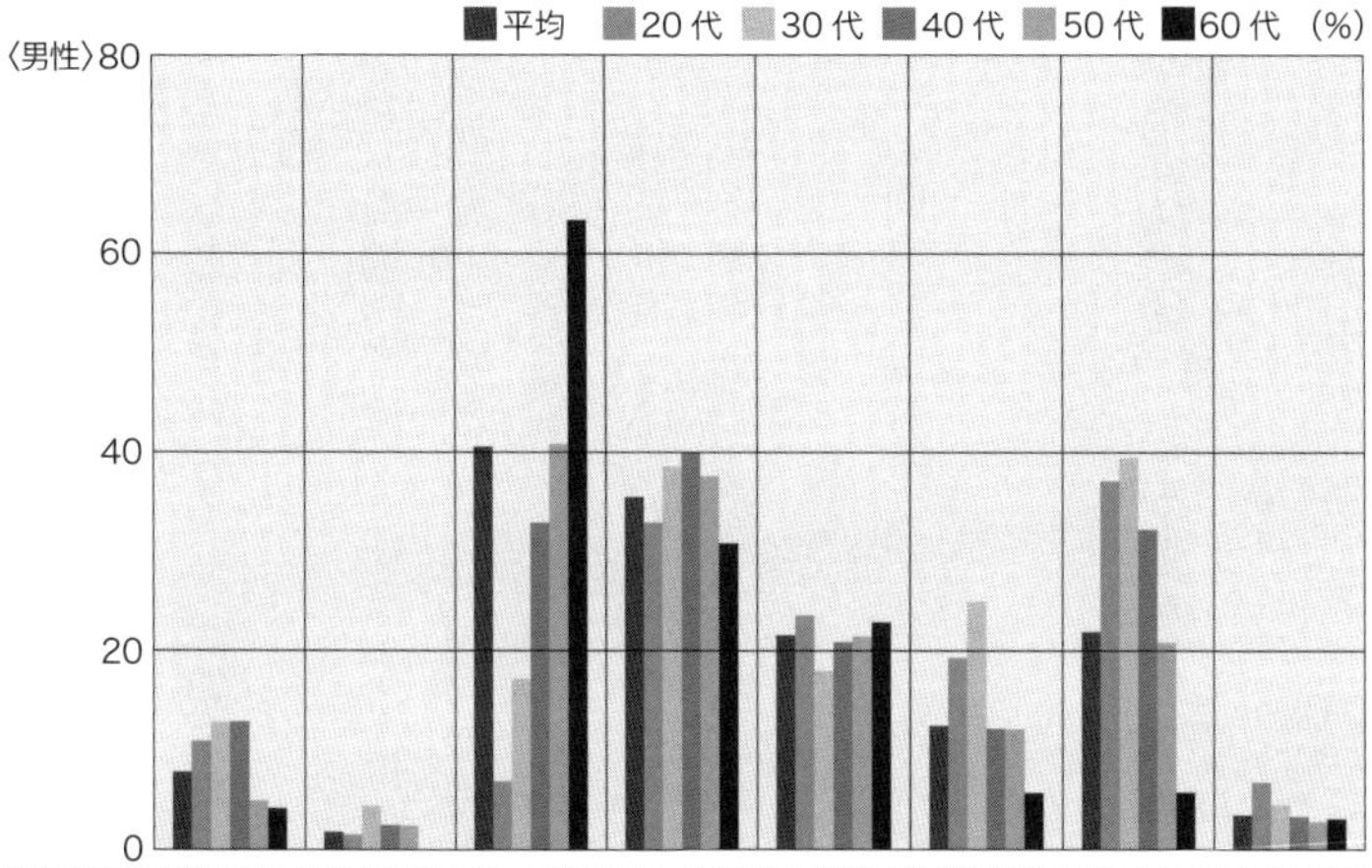

	結婚（交際）相手とのセックスに飽きている	結婚（交際）相手に愛がない	年齢的にもうよい	面倒くさい	性欲がない	セックスよりもマスターベーションのほうがよい	仕事や家事などが忙しく疲れている	その他
平均	7.7	1.7	40.4	35.3	21.5	12.5	21.8	3.5
20代	11.0	1.4	6.8	32.9	23.3	19.2	37.0	6.8
30代	12.8	4.3	17.1	38.5	17.9	24.8	39.3	4.3
40代	12.8	2.4	32.8	40.0	20.3	12.0	32.0	3.2
50代	4.9	2.2	40.7	37.4	21.4	12.1	20.9	2.7
60代	4.1	0	63.2	30.8	22.9	5.6	5.6	3.0

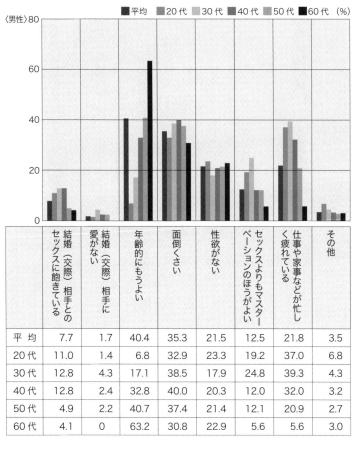

%をトップに、30代から50代が軒並《のきな》み50%を超えている。この調査によれば、女性のほうが若いうちから、男性よりもエッチを面倒くさがっていることがわかる。

それにしても**男ざかりと女ざかりの年代の半数近くが、パンツを脱ぐのを面倒くさがっているわけである。**

エッチを面倒くさがる理由では、「仕事や家事などが忙しく、疲れている」が多い。男性では30代の40%弱をトップとして、20代と40代が30%を占めていて、身につまされる。女性では20代と30代が40%以上だが、あとは年を追って低くなっている。

いずれにしても日本の20代から50代の男女が、仕事や家事で疲れきっていて、エッチを面倒くさがっている姿が浮びあがる。女性がエッチと愛を結びつけていることを考えると、エッチを面倒くさがっている女性たちは愛が薄れているとしか思えない。

なお、以上の問いの回答で示したパーセンテージは、相模ゴム工業の図表を見て推定した数値である。

☑もう1つの統計調査による真実

1999年に、厚生労働省が管轄《かんかつ》する「国立国際医療センター戸山病院エイズ治

婚姻関係にあるカップルにおけるセックスレス

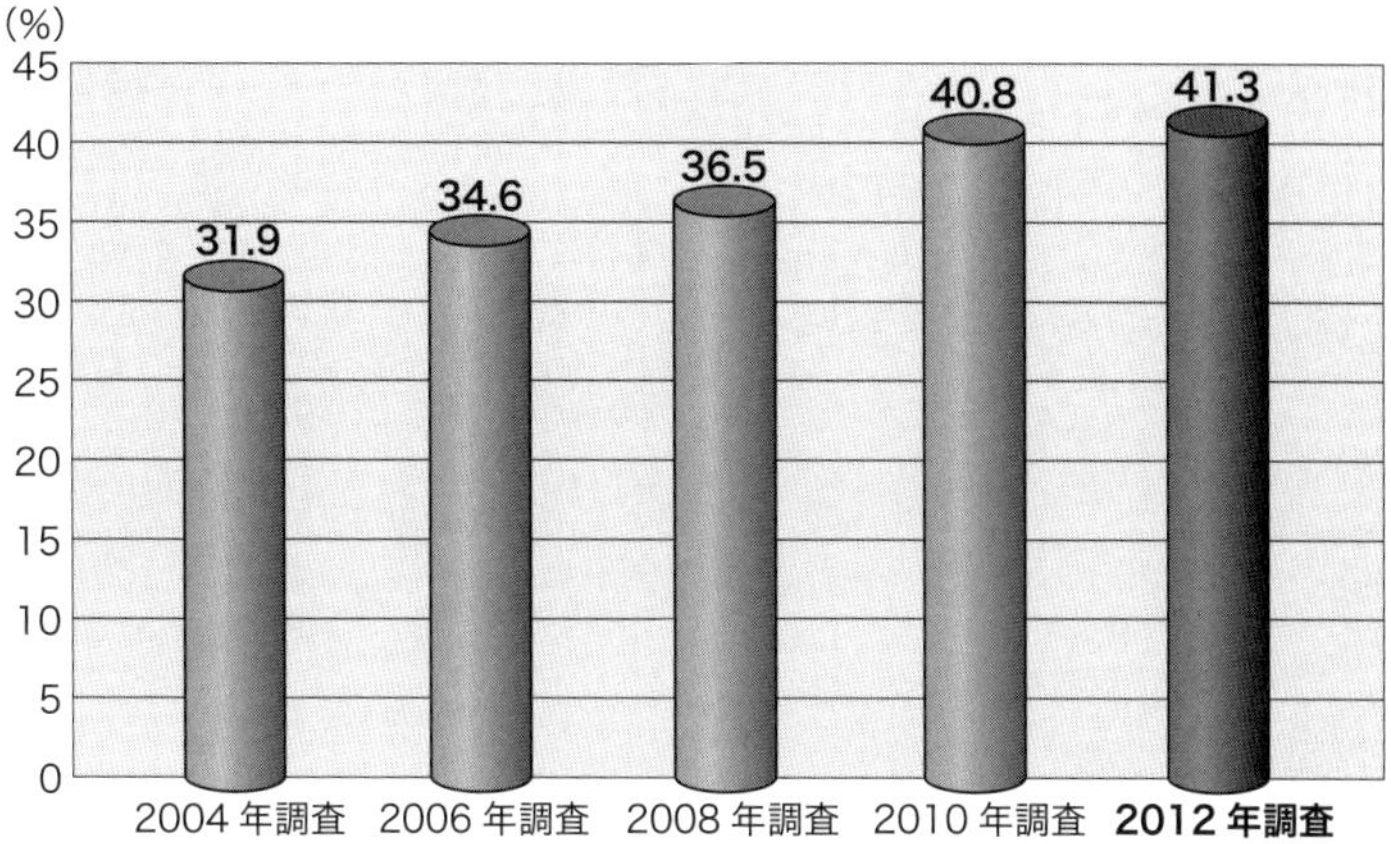

出所：「男女の生活と意識に関する調査」

療・研究開発センター」が、全国の5000人のサンプルをもとに、主要9カ国の性行動を比較した「主要国の性行動比較」という実に興味深い資料がある。

　この調査によっても「過去1年間に週2回以上セックスをした人」では、トップのフランスの男性の53%、女性の50%に比べて、**日本人男性は9・8%、女性は9・0%という、これまた9カ国のなかで、けた外れの最下位にとどまっている。**

　ところが、この調査で興味深いのは「過去1年間に買春を経験した回数」では、日本人男性は圧倒的トップの13・6%を占め、名だたる欧米諸国の男性を引き離している。ここには思わず、「ははーん」とうなずきたくなる事実があるように思われる。

日本に続くのは、スペインの男性の11・0％くらいで、アメリカの男性にいたっては0・3％という低さである。ここでもピューリタニズムの伝統が生きているのだろうか。

なお、主要9カ国中で買春をした女性はひとりもいないということだった。

相模ゴム工業の統計「ニッポンのセックス」でも、家庭では月に2・1回しかしない男性が、浮気相手とは2・8回もするというデータが示されていた。

2015年に、NHKや日本テレビなどの国内メディアが、日本の既婚者の44・6％がセックスレスだと報道した。多くの既婚女性は相手に愛がないと答え、**既婚男性はエッチよりオナニーがいいと答える傾向にあったらしい。**

☑日本ではエッチ未経験者が増えている

2019年4月、東京大学大学院国際保健政策学教室のスタッフによる、1987年から2015年の20年間に及ぶ、日本人の異性間エッチに関する調査結果が発表された。解析の対象になったのは、国立社会保障・人口問題研究所が上記の20年間に、約5年間隔で7回実施した出生動向基本調査のデータだとされている。

この20年間に調査対象になったのは、18〜39歳の1万1553〜1万7859人だった。18〜39歳の異性間の性交未経験者は、20年間に男性では20・0%から25・8%に、女性では21・7%から24・8%に増えているとされた。

これが30〜34歳になると、未経験者は男性で8・8%から12・7%に、女性では6・2%から11・9%に増加し、35〜39歳では1992〜2015年間で、男性では5・5%から9・5%に、女性では4・0%から8・9%に増えていた。

調査スタッフは増加の原因として、当事者たちの低収入をあげ、つまり経済的な原因にあるとしている。この傾向はイギリス、アメリカ、オーストラリアの同じ調査でも示されているそうだが、経済的原因が性体験の未経験者の増加にかかわっているとは、誠に悲痛な現実だと思われる。

たしかに余分な小遣いがなければ、風俗関連で性的欲求を満たすことはできない。しかし金銭面だけでなく、若い世代はエッチを経験することに億病《おくびょう》で、エッチをしないことに慣れてしまっているようにも感じられる。現代人にとって男女間の関係は、それほど重苦しく、面倒なものになっているのではないだろうか。

2019年5月、イギリスのロンドン・スクール・オブ・ハイジーン・アンド・トロピカル・メディシンのスタッフが、16〜74歳の男女を3つの年齢層に区分したエッチの傾向にかかわる最新調査を発表した。そして、ここでも一般人の性交回数が減少していることが明らかになった。

発表されたデータによれば、週に1回以上のエッチをするのは半数以下だそうである。とくに既婚者と同棲のカップルで、エッチの回数が減っているという。細かいデータの紹介は省くが、調査の関係者たちはエッチの回数が大幅に減ったのは、性行動に対する考え方が変わったこと、ソーシャルメディアの影響、世界的な不況の予想にあるといっている。

その半面、**身体的・精神的に健康な人、仕事についている人、経済的に満たされている人のエッチの回数は、それほど減っていなかったらしい。**

結論として、ストレスがエッチの回数の減少の最大の原因だとされるが、その影響は男性のほうに高かったとされている。要するに男性は環境の影響を受けやすく、女性よりひ弱だということだろう。

第２章

人体の
不思議

勃起のメカニズム

改めて見ると、男性器は奇妙なかたちをしている。ペニスは排尿という機能のほか、勃起・射精という性的機能も担い、男性のシンボル的存在である。しかし、われわれはあまりにもペニスについての知識が少ない。ここではペニスの構造と勃起するメカニズムを見てみよう。

勃起する仕組み① 自《じ》律《りつ》神経

☑自律神経に支配される身体

自律神経とは人間が自分の意志でコントロールできない神経のことである。血液などの体液の循環《じゅんかん》、呼吸、消化、体温の調節など、われわれの身体の働きのほとんどは自律神経の作用によっている。

重要なのは、**われわれの生殖《せいしょく》機能、つまり勃起《ぼっき》もまた自律神経に支配されている**という点だ。だから、勃起機能は人間の意志に左右されないし、そこに大きな苦労が生まれる原因がある。われわれがいくら心で念じても、エネルギーを発動しても、ペニスに何の影響も及ぼすことはできない。

若いころは電車のシートに座ってスケベな妄想をしたり、またペニスがパンツにこすれたりして勃起してしまい、立つに立てなかった経験がだれにもあるはずだ。そんなときは電車が目的の駅に着いても立つことができず、乗り過ごさざるをえなかったこともあるだろう。これも人の意志がペニスに働かないせいなのだ。

自律神経は「交感神経」と「副交感神経」から成り立っている。簡単にいって、交感神経は身体の緊張を促《うなが》し、アドレナリンというホルモンを分泌《ぶんぴつ》させて心拍数を高め、血圧を上げる。

これに対して副交感神経はストレスを緩和《かんわ》し、身体を緊張状態から解放する。新潟大学大学院医歯学総合研究所名誉教授で免疫《めんえき》学者の安保徹さんが説明したように、われわれがゆったりした心境になり、副交感神経が働くようにすれば、免疫力が高まることがわかっている。

ここで一つの仮説が成立する。エッチの回数の多い国の人たちは、のんびり暮らしているため、副交感神経が優勢に作用するのではないだろうか――。それに反して日本人は、たえず緊張している傾向があり、交感神経が緩《ゆる》まないのではないだろうか――。

日本では都会生活者、デスクワークの男性、1日中パソコンに向き合っている男性に、EDの比率が高いという専門医の観察がある。これらの事実もまた日本の現代社会にストレスになる要素が多く、交感神経が刺激を受け続けていることを証明する。

勃起する仕組み② ペニスの構造

☑ 勃起という身体現象はなぜ起きるか

ＥＤの対応策を考える前に、ペニスの胴部の構造を理解しておくことにしよう。しかしペニスの胴部の構造はあまりに単純なので、理解というにはおもはゆい感じがする。

勃起の中心部である、俗に「サオ」と呼ばれる胴部を横に切断すると、マンガでみる「こっけいな覆面男」のような２つの大きな目と、その下にある１個の小さな丸い口のような尿道が現れる。この２個の目が海綿体《かいめんたい》で、尿道のまわりにも海綿体の膨張《ぼうちょう》に耐《た》えるための独自の海綿体が取り巻いている。

この覆面男の顔をもう少し実態に近づけると、性的刺激を受けた胴部に、**①動脈から流れこむ血液の量が増え、②5本ばかりある海綿体が急激に膨張し、③それにつれて海綿体と尿道を包む白膜《はくまく》が膨《ふく》れ上がり、④静脈が圧迫されて、流れ込んだ血液が流**

ペニスの構造

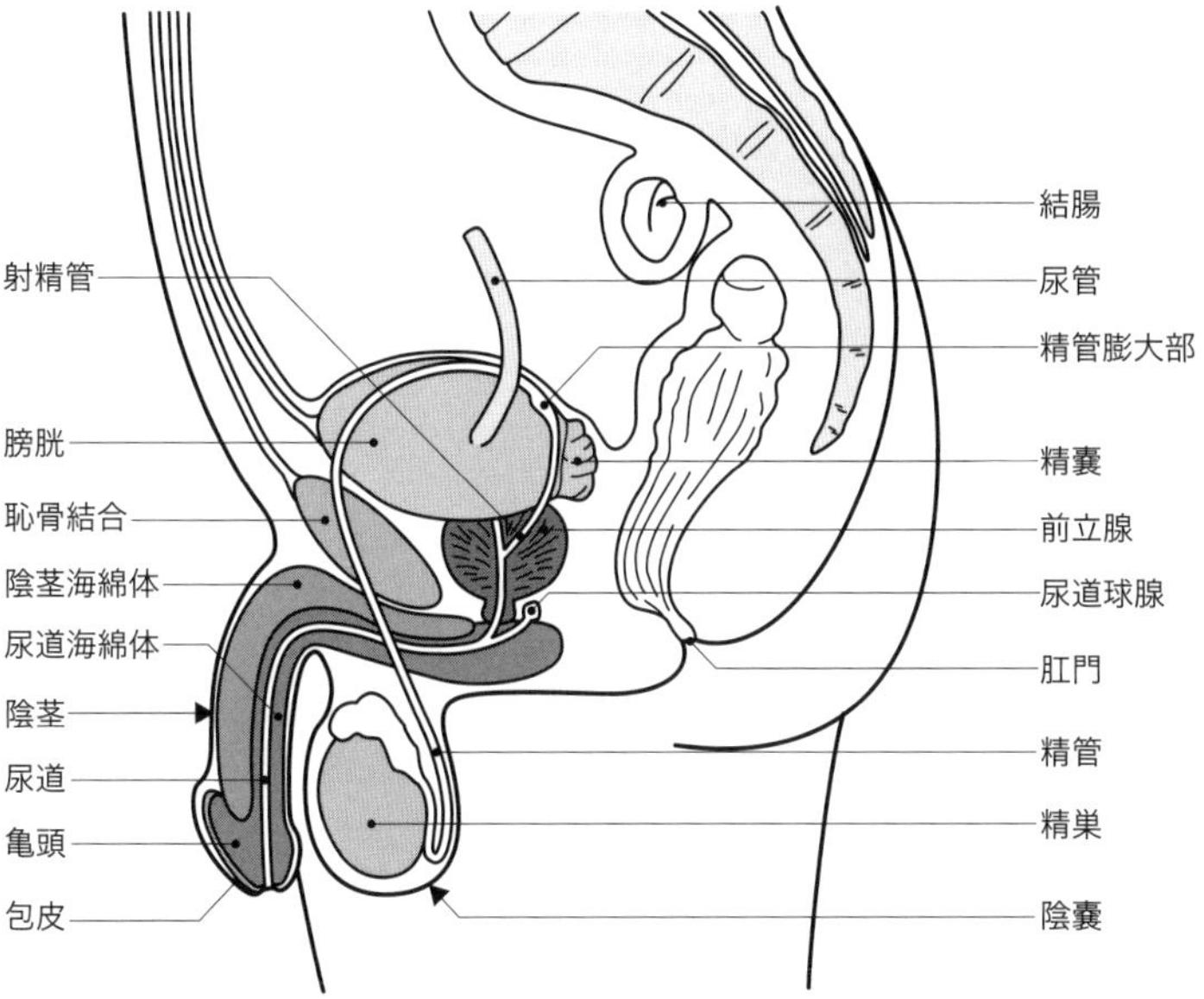

ペニス（陰茎）の断面図

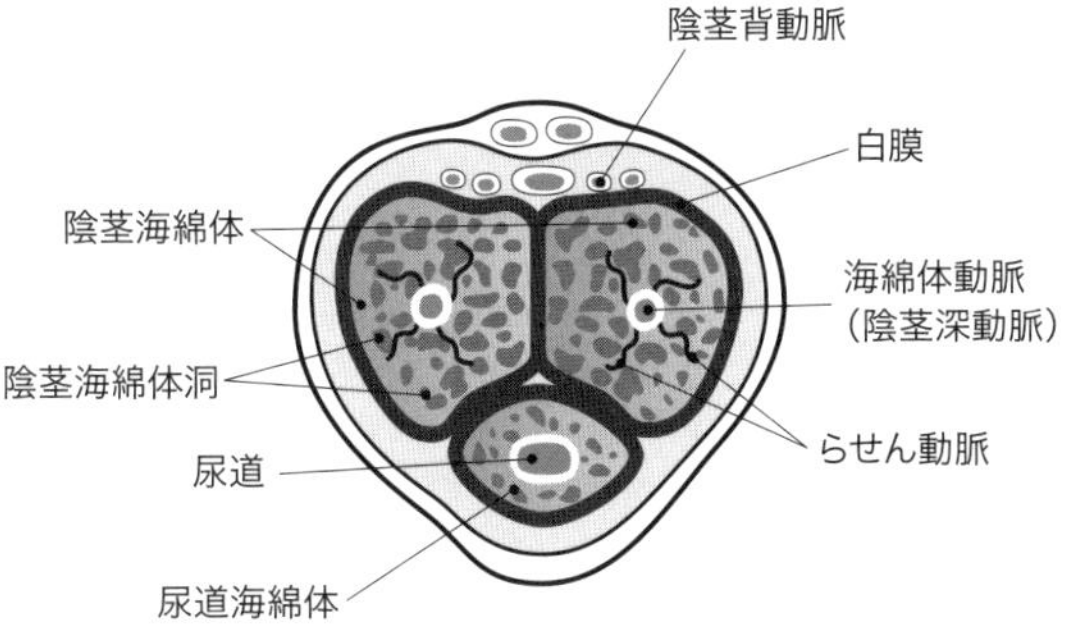

出しにくくなる、という勃起事情がわかる。

こんなことを説明するのは、これほど単純な構造が勃起の原理であり、EDの原因となるからである。

ペニスの動脈に造影剤を入れた造影画像を見ると、細い血管が海綿体を取り巻いていることがわかる。海綿体とは名前の通り、やわらかなスポンジのような組織のことである。この部分が血流で肥大するのが「勃起」であり、肥大しないのが「ED」で、いったん肥大しても途中で血流がひいていくのが「中折れ」だ。

ペニスの胴部を走る動脈の直径は1～2ミリで、これは心臓の近くの動脈の直径の3～4ミリや、脳の動脈の直径の5～7ミリと比べると、きわめて細くてつまりやすい。それが動脈硬化の影響を受けて、ペニスに血流障害が起こりやすい原因となっている。

身体のなかで勃起に関係するのは、神経と血管と、ホルモンを作り出して血管内に送り出す内分泌系の3つである。

Column

なるほど！性知識

動物で見るペニスの不思議

排尿を別として、ペニスがエッチのためにあるのだとすれば、体外受精をもっぱらとして交尾をしない動物には、ペニスが必要でないことになる。その通りで、魚や両生類には体外に突出するペニスがついていない。

ペニスができて交尾をするようになったのは爬虫類からだった。

爬虫類の仲間には、トカゲ、ムカシトカゲ、ヘビ、カメ、ワニがいる。これらのペニスの所有者のなかで、奇妙なのはヘビで、ペニスを２本持っている。このペニスの色は白っぽいが、かたちはヘビの種によって異なっており、一般に無数のトゲトゲが密生している。

ときどき、

「足が２本あるヘビが出た！」

と、まるで新種のヘビを見つけたように騒がれることがあるが、それはヘビが何かのはずみにペニスを露出させていたにすぎない。

ペニスが２本もあれば、何かと便利だと思われるだろうが、ヘビは交尾のときに２本のペニスを交互に使ったり、同時に２頭のメスと交尾したりするわけでなく、２本のうちの大きいほうを１頭のメスの総排出口に挿入する。総排出口というのは、排便と排尿と交尾のすべてに併用できる、便利なようで、どこか寂しい器官のことである。

進化の歴史では、爬虫類から鳥類と哺乳類が進化したことになっている。だから鳥類も哺乳類もペニスのオーナーだが、注目すべきは以上のペニスがすべて内部に骨を持っていることである。

ペニスに骨がない哺乳類は人類しかいない。どうして人類のペニスだけが骨抜きになったかについては、さまざまな説が主張されてきたが、人類にしっぽがなくなった理由と同じく、進化のナゾを論理で説明しようとしても、なかなかうまくいかないのだ。人類のペニスの骨抜き問題とヘビの２本のペニス問題は、等しくナゾに包まれているというしかない。

勃起する仕組み③　神経伝達

☑視床下部は勃起指令センター

勃起には血流と同時に神経が関係する。われわれが性的刺激を受けるのはペニスでなく脳だから、脳が受ける刺激は7個の頸椎《けいつい》（首の骨）と、12個の胸椎《きょうつい》と5個の腰椎《ようつい》という24個の脊椎《せきつい》（背骨）を通過する。**性的刺激はあわせて24個の首の骨と背骨のなかの神経を通って、はるばるペニスの神経に伝えられる。**

この間に、どれだけの組織が関係するかを示す経路図があるが、あまりに複雑で、見ているだけでEDになりそうだから、これ以上立ち入らないことにする。

大まかにいって、鼻腔《びこう》の後方にある大脳の「視床下部《ししょうかぶ》」という小さな器官が、目、耳、鼻、皮膚の受けた性的刺激や想像力の刺激を受けて、

「ペニスよ、勃起しなさい」

と指令するところから、すべての性的反応がはじまる。**視床下部はいわば「勃起指**

令センター」なのだ。視床下部はまた、女性のクリトリスと乳首の隆起にも関係する。
視床下部は勃起だけでなく、人間の身体の重要な機能と、生命を維持する行動にも関係する。ただ視床下部は、下着にペニスがこすれて起きたり、おしっこがたまって起きたりする独立系の勃起（反射性勃起）には関係しない。

☑一酸化窒素（NO）という勃起役

それでは指令を受けた神経と血管は、どんなふうにして持ち主の意志が働かないペニスを勃起させるのだろうか。

読者のなかには「一酸化窒素（NO）」という物質の名称を聞いたことがある人たちがいるだろう。この無色・無臭の気体は空気（酸素）に触《ふ》れるとすぐに酸化して二酸化窒素に変わり、ひところ騒がれた光化学スモッグや酸性雨の原因になる。

NOは有機物を燃やすと発生するので、車の排気ガス、ボイラー、焼却炉、石油ストーブなどから作られる。これが大気汚染の原因になるため、今では「大気汚染防止法」で規制されており、この法律のせいで、庭先でたき火もできなくなっている。

こんなに嫌われているNOが、どうして勃起に関係するのだろうか。じつは人間の細胞のなかでは、アルギニンという天然のアミノ酸と酸素からNOが合成され、筋肉や血管に作用して筋肉をやわらげ、血管を広げる働きをする。

男性が性的に興奮すると、神経から分泌されたNOがペニスの血管を広げて血流を増加させ、性器の勃起の手助けをする。そして、ひとたび血管が広がって勃起が起きると、あとは血管自体がNOを出して、勃起を維持する働きをする。

NOが筋肉や血管に作用するとき、「サイクリックGMP」という物質が作り出され、筋肉や血管を緩める仕事の主力となる。このようにサイクリックGMPは勃起で非常に重要な働きをするが、この物質はまた細胞の間の情報交換（シグナル伝達）にも関係する。

NOとサイクリックGMPのこうした働きがわかったのは、20世紀も押し迫《せま》ってからのことだった。それまでの科学は、勃起という身近な現象の正体に迫ることができなかったのだ。単純きわまる勃起にも、複雑な組織や多様な物質がかかわっている。

サイクリックGMPには酸素に弱いというウィークポイントがあり、これを分解する酸素は「PDE5」と呼ばれている。ED治療薬はこのPDE5の働きを阻害《そがい》して、サイクリックGMPの寿命を長びかせようとする。だからED治療薬は、気取って「PDE5阻害剤」と呼ばれることがある。

Column

なるほど！性知識

立ち小便の便利さで男性は優位に立てるか

生殖器の相違で、男性が女性に優越感を持つのは、子ども時代に立ち小便をするときくらいのものだろう。はじめて男の子が立ち小便をするシーンを見た女の子が、

「まあ、なんて便利なんでしょう」

と、ため息をついたという話が伝えられている。

欧米ではウーマンリブ運動が盛んだった20世紀はじめに、女性が立った姿勢で排尿できる公衆トイレが設置されたことがある。そのトイレに入った女性たちが、どんな姿勢でおしっこをしたかは想像するしかないが、彼女たちは例外なくトイレから飛び出してきたという。

これを伝えた著者の推測では、排尿のたどる距離が、彼女たちの羞恥心をかきたてたのだろうとされていた。

ある男性の話では、成熟した親しい女性といっしょにバスルームに入ったとき、立ったまま、おしっこをして見せてほしいと熱心に頼みこんだという。

根気負けした女性が実施して見せてくれたところ、最初は尿がやや前方にむけて放物線を描いていたが、終わりに近づいて勢いを失うと、尿が両方の太ももを伝って流れ落ちたという。

彼はまた別の女性に、同じことを依頼したところ、同じような結末をたどったらしい。

「たった２人の女性のケースしか知りませんので、すべての女性を推測することができませんが、案外、そんなものかもしれないと考えています」

という彼の結論を疑う正当な理由はない。

しかし、立ってする排尿の便利さで男性が優位に立つとしても、ＥＤになる男性のもろさを弁護する強力な論拠にはならないだろう。

勃起する仕組み④　男性ホルモン「テストステロン」♂

☑NOの産出にかかわる『テストステロン』

NOは血管内に「プラーク（コレステロールなどの脂肪）」をつきにくくして、動脈硬化を防ぐ働きもする。さらに血管内皮の炎症やダメージを修復して、血栓を防ぐ役割もする。

われわれの身体には、誰もが知るように免疫という防衛機構があり、それを担《にな》うのは白血球《はっけっきゅう》という免疫細胞である。白血球にはいくつもの種類があり、そのなかの「マクロファージ」は体内に侵入してきた病原菌や、壊《こわ》れた細胞の破片《はへん》などを食べている。

体内に浮遊しているマクロファージは、病原菌をやっつけるときにNOを作り出して武器にする。嫌われもののNOも、勃起にかかわったり病原菌をやっつけたりと、とんだところで役に立っている。

以上の説明からもわかるように、**NOの産出量が少なくなれば勃起能力は低下して、**

EDになりやすくなる。このNOの産出にかかわるのが、男性ホルモンの95％を占める「テストステロン」である。勃起にはNOやサイクリックGMPとともに、テストステロンが大きくかかわっている。

テストステロンは男性では95％が精巣（睾丸《こうがん》）で作られ、5％が左右の腎臓《じんぞう》の上にくっついている副腎《ふくじん》という器官で作られる。

テストステロンは女性でも、男性の5〜10％程度が卵巣と副腎で作られている。女性のテストステロンは、卵巣が働きをやめた閉経後にも副腎で作られ、乳ガンの発症や分裂・増殖に関係する。

テストステロンは筋肉の増強や骨格の発達に関係し、精神の活動を活発にして、陰毛の発毛にも関係する。さらにNOを発生させ、血管の健全な状態を維持する仕事も引き受ける。だからテストステロンが少なくなると、自然とEDになりやすい。

テストステロンが減少すると、さらに精神的な影響が出やすくなる。不安、イライラ、疲労感、集中力や記憶力の低下、不眠、うつ状態などに陥りやすい。

加えてピークの20代から40代にかけてテストステロンの産出量が少ないと、やがて糖尿病やメタボリック症候群にかかりやすいことがわかってきた。**手の指をまっすぐに伸ばしたときに、薬指が人さし指より長い人にテストステロンが多いとされている。**

テストステロンの分泌を、どうすれば増やすことができるのか。

「オメガ3系脂肪酸」の1つである「EPA（エイコサペンタエン酸）」をとることが推奨される。青い魚に多く含まれるEPAは、悪玉コレステロールや中性脂肪を減らし、血管をしなやかにして脳梗塞《のうこうそく》のリスクを40〜50％も減らし、心筋梗塞《しんきんこうそく》のリスクを20％減らすとされている。

☑テストステロンの多彩な作用

テストステロンの産出は20代を頂点として、加齢とともに減少する。しかしテストステロンの減少度には個人差が大きく、比較的高度に維持する人と、そうでない人がいることは、かねがね生理学者などから指摘されてきた。

テストステロンは身体のさまざまな組織や器官の働きに作用する。性機能だけでなく、筋肉、骨、血管、血液、代謝《たいしゃ》（栄養分をエネルギーに替える働き）などのほか、最近では認知機能の働きにも大きく関係することがわかってきた。

テストステロンが少なくなると集中力がなくなり、痛みを感じやすくなって、深い眠りが困難になる。さらに人間関係がうまくいかなくなり、社会活動が阻害《そがい》される。

テストステロン減少の最大の問題は、心血管系の病気にかかりやすくなることで、早期に死亡するリスクが高いことが明らかになってきた。

一般的に性に活発な高齢者は、幸福を感じる度合いが高いとされている。性的に活発な高齢の男性では、エッチやひんぱんなキスや愛撫《あいぶ》が幸福感と健康に結びついており、高齢の女性でも、たびたびのキスや愛撫が幸福感と関係していた。

しかし女性では一般に、エッチと幸福感に密接な関係は見られないとされている。やっぱり高齢の女性はエッチをしなくても、身体的に接触して、愛を感じるほうに魅力があるらしい。

重要なのは、女性でも副腎からテストステロンが分泌されることである。生理学の研究では、女性でテストステロンが働く量は、男性の3分の1に相当するとされている。しかも女性では、閉経後のテストステロンの働きが、身体的・精神的・社会的に重要になるといわれている。

☑テストステロンを増やすには

テストステロンの産出を、いちばん阻害するのがストレスであることは、もはや常識になっている。とすれば、**日常生活でテストステロンの産出を活発にするには、ストレスをうまく切り抜けること**にあるのは、わかりやすい道理だろう。

大きな比重を占めるのは、十分な睡眠をとることにある。テストステロンの基準値は年齢によって異なるが、7時間以下の睡眠はテストステロンの基準値を30％以上も下げることが証明されている。

深酒を控えることも、重要な条件のひとつとされる。そもそも仕事中毒とアルコール中毒にかかっている男性に性の衰《おとろ》えが早いことは、誰にでもわかる道理だろう。

スポーツの観戦も勧められている。ただし、ひいきのチームや選手が勝つと、テストステロンの量は20〜30％増えるが、負けると20％減少するとされる。

自分でスポーツをするのもいいが、過度の運動は厳禁とされている。たとえばマラソンでは、40％も低下するそうである。

アメリカ・ボストン州立病院によれば、1日に15〜20分太陽光にあたると、テストステロンは基準値より120％も高くなるという。さらに**ペニスを直《じか》に太陽光にあてると、200％も上昇する**というから、ぜひ試してみたいものである。しかし、この方法が女性の陰部にも効果があるかどうかはわからない。

好みの異性と接することも、もちろん有効に作用する。

テストステロンを増やす方法

食材	
タマゴ	多くのタンパク質が摂取でき、テストステロンの分泌を促す亜鉛も多く含む。また善玉コレステロールの基準値を上げる効果も
キャベツ	テストステロンの分泌を促す植物性科学物質であるインドール3カルビノールを多く含む
シード類	テストステロンの基準値を上昇させるビタミンEや亜鉛が豊富に含まれている

スポーツ観戦	日光浴	十分な睡眠

食品では**タマゴ、キャベツ、シード類を食べる**ことが推奨される。キャベツには、テストステロンの分泌を促進するイシドール3カルビノーニという植物性化学物質が豊富に含まれており、シード類にはビタミンE、亜鉛、プロテイン一価不和脂肪酸が豊富なことによっている。

このほかビタミンCとマグネシウムをとることも推奨されるから、緑黄色野菜を食べることがプラスになることも、いうまでもないだろう。あまり糖分をとらないのも、ポイントの1つとされている。

こうしてみると、われわれが日常的に気軽に食べているタマゴやキャベツに意外と効力があることがわかる。

「精力」というと肉類を連想しがちなのは、どうやら見直す必要があるらしい。

勃起する仕組み⑤　勃起の角度

☑勃起角度に標準値はあるか

勃起したペニスには角度があり、若くて馬力のある時代には上を向くことは、誰もが知っている事実だろう。

勃起の角度に国際規格があるわけではないが、一般には腹部にくっつくぐらいの垂直に近い勃起角度を0度とし、水平の勃起角度を90度として、真下を向いた非勃起角度を180度としている。

実際には0度の勃起も180度の勃起もないだろうし、そのときどきの身体状況や場所や相手によって、個人の角度は変化するだろう。つまり勃起のたびに、常に一定の角度が再現されるわけではない。

それでも、この非常時のペニスの角度についても統計があるので、以下に示しておくことにしよう。

勃起の角度

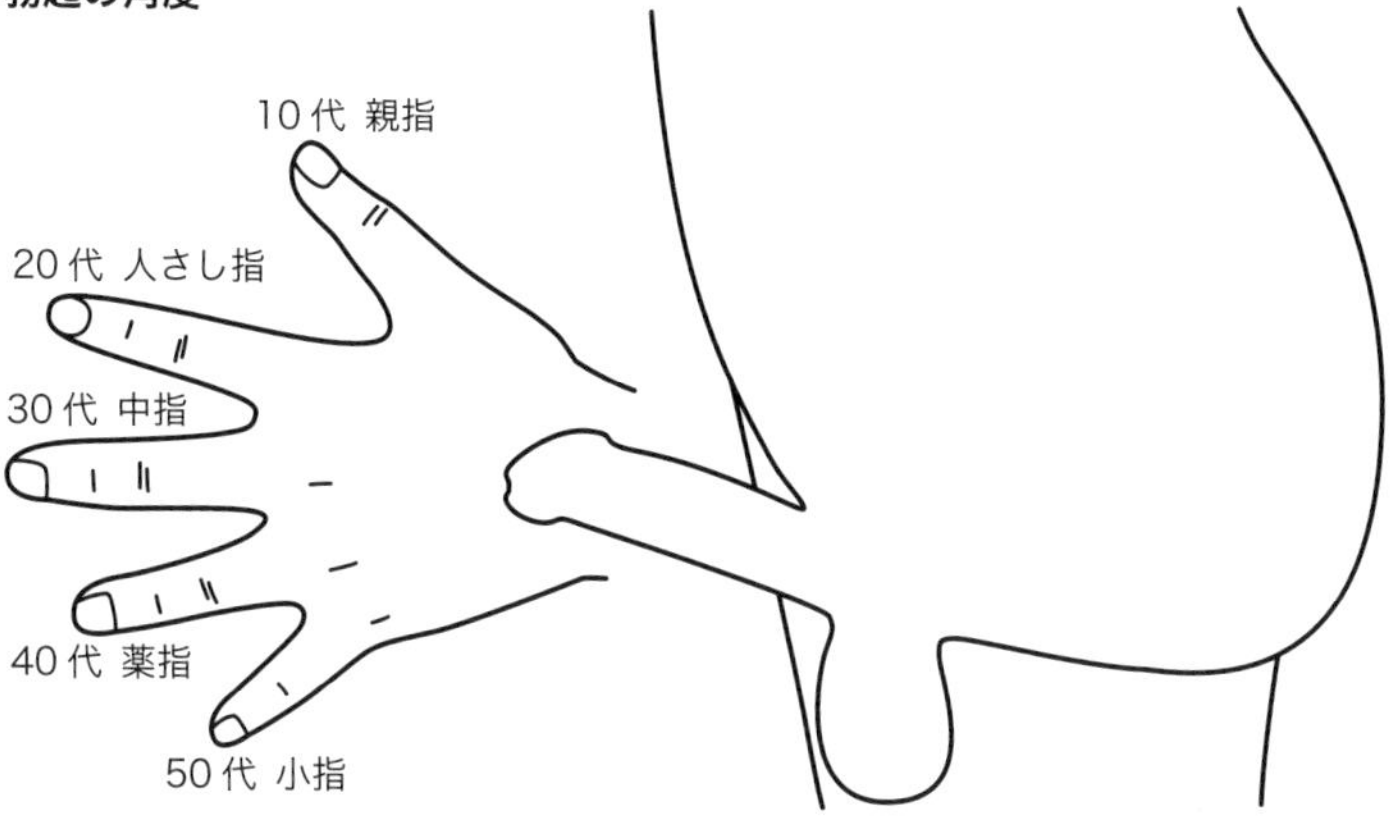

手の指をいっぱいに広げた角度と年代別の勃起の角度が共通するという説。

これを見ると、年代順に勃起角度が低下することがわかる。

一般人の間では、片手を突き出して指をいっぱいに広げ、年代的な勃起角度を表す風習がある。**親指が10代、人さし指が20代、中指が30代、薬指が40代、小指が50代の勃起角度の指標**とされている。

要は年齢とともに勃起角度が低下することを示す表現方法だが、多くの人はこのときの指の角度が、何か理にかなっていると感じるのではないだろうか。

しかし、ここで注意すべきは、これがED治療薬を飲んでいないときのナチュラルカーブということである。

エッチの際の身体メカニズム

☑性的快感を生み出す脳内構造

ペニスの構造と勃起のしくみがわかったところで、ED問題に入ることにしよう。最初に個人々々で事情が大きく違う「心因性《しんいんせい》」という問題、つまり非常に混み入った心がからむED問題（詳細は第3章参照）から取り掛かることにしよう。

心にかかわる心因性のEDは、まさにエッチが身体だけでなく、脳と身体にかかわる問題であることを示している。

われわれが身体のどこかに痛みを感じると、その痛みは末梢《まっしょう》神経から神経線維《せんい》に伝わって脳に伝えられる。脊髄《せきずい》を走る神経線維は、太さによって鋭い痛みや鈍い痛みを脳に伝える役割をし、鋭い痛みを伝えるのは太めのAα神経線維で、鈍い痛みを伝えるのは細めのC神経線維である。身体のどこに痛みがあろうと、痛みを感じるのは脳なのだ。

一方、痛みを感じた脳は、「エンドルフィン」という麻薬のようなホルモンを出して痛みを抑えようとする。たとえば腰の痛みが強ければ、脳は対抗する「ドーパミン」のような物質まで分泌し、しまいには腰が痛いのか脳が痛みを感じているだけなのかわからないという、まるで禅問答《ぜんもんどう》のような状態になる。

脳が痛みを感じることを説明したのは、性的快感を感じるのもまた脳だからである。少し専門的になるが、大脳の中心部の核を取り巻くような「大脳辺縁系《だいのうへんえんけい》」という器官が性的快感を支配する。大脳辺縁系には、記憶を支配する「海馬《かいば》」も含まれる。

いざエッチがはじまると、今度は大脳辺縁系が、身体と心の活動を活発にする「テストステロン」、気分を元気づける「エンドルフィン」、快感を高める「ドーパミン」、幸福感をかきたてる「セロトニン」のような物質を分泌する。

こうしてみるとエッチのときの人間は、大脳辺縁系が分泌する各種のホルモンに踊らされているような状態になる。

☑ 射精の瞬間に何が起こるか

射精の瞬間がくると呼吸のペースが早くなり、心臓の鼓動《こどう》が速まり、骨格に沿った

骨格筋が収縮して、骨盤のまわりの筋肉がリズミカルにけいれんする。

これを学問的には、

「性器と肛門を囲む下部骨盤筋群の高速の収縮が起こる」

といい、射精の瞬間も学問的にいうと「厳粛」になる。それればかりかオーガズムも学問的に定義すると、ひどく難しい問題になり、学術誌『臨床心理学レビュー』には、なんと26通りもの定義が記載されているという。

ほとんどの男性は知らないだろうが、**射精の瞬間には陰嚢《いんのう》（袋）と精巣（睾丸）も上のほう（ペニスのつけ根のほう）に上がってくる。**オーラルセックスをする女性たちから、

「あのときになると、袋もタマタマちゃんもすぅーっと上に上がってくるのよ」

と聞かされると、たいていの男性はびっくりする。もっとも自分では、そんな現象を目で見ることはできないのだから、どんな物知り男も知らないのは無理がない。

ここで無視できないのは、神経が集中している直腸にくっついて、ペニスのつけ根にある前立腺《ぜんりつせん》もオーガズムに関与することである。前立腺は女性のGスポットとされるスキーン腺に相当する器官で、これを刺激するだけでもオーガズムに達することができるという。前立腺については、器質性《きしつせい》のＥＤの箇所で説明することにしたい。

射精の瞬間には、すでに説明したホルモンのほかに**「幸せホルモン」とか「愛情ホルモン」と呼ばれる「オキシトシン」も関係する。**オキシトシンは母親が乳幼児に乳首をふくませるときに脳から分泌され、安らかな幸福感を生み出すホルモンとされてきた。

近年、オキシトシンが注目されるようになったのは、ガン患者などに激しい痛みがあるときに、手のひらで患者の背中をゆっくりとなでてやると、7～8分でこのホルモンが分泌され、鎮痛作用を及ぼすことによっている。

手のひらで背中をなでる「タクティル療法」は、スウェーデンから広がった治療法で、痛みを脳に伝える神経の通る首の関門をオキシトシンがクローズするので、鎮痛効果を発揮するとされている。この療法のコツは、手のひらを離さないことと、力を入れないことの2つである。

射精の強い快感のあとには、いっきょに全身がリラックスする弛緩《しかん》状態がやってくる。このリラックス状態は脳を空白にして、急激な解放感を与えるが、ここでもオキシトシンが作用する。

注意しておきたいのは、骨髄損傷があっても性的快感やオーガズムが妨《さまた》げられないことである。

朝立ち、夜立ちが起きるメカニズム

☑朝立ちは性的興奮と無関係

すでに紹介した1998年の調査の時点では、専門家たちは40歳以上の男性の3人に1人（24%）がEDだと考えていた。内訳では、完全EDの男性が260万人で、中折れを含む中程度のEDの男性が870万人だった。これらを合計すれば、発表通りの1130万人という驚異的な数になる。

さて、男性には一般に「朝立ち」と呼ばれる身体現象がある。**朝、目が覚めたときにペニスが勃起している現象のことだが、この現象は性的な夢や性的興奮とは無関係に起きる**。つまり、個人の意識に関係しない現象である。

眠っているときの人間には「レム睡眠」と「ノンレム睡眠」という状態があり、これがおおよそ90分ごとにくり返される。レム睡眠とは「眼球が急速に動く浅い眠り」のことで、ノンレム睡眠は「眼球が動かない深い眠り」を指している。

つまり人間には眠っているときにも、目がピクピク動いているときと動いていないときがあり、動いているときに夢を見ているとされる。そして、このレム睡眠のときに脳が覚醒《かくせい》していて、ペニスの海綿体に血液を送り込むので、朝立ちが起こるのである。

レム睡眠とノンレム睡眠は、1晩に8回ばかり交互に起きるそうだから、夜中にも「夜立ち」が起きているわけだが、こちらは眠っているため自覚されない。朝、目が覚める間際の浅い眠りのときの勃起が自覚されて、「朝立ち」と呼ばれている。

☑朝立ちしなくなるのはEDの前兆か？

今では女性のクリトリスにも、男性の「朝立ち」と同じ身体現象が起きていることがわかっているが、そちらは朝立ちと呼ばれることはない。

男性が50代から60代になり、ときに性機能に障害を感じるようになっても、朝立ちを経験することがある。ところが惜しいことに、朝立ちはいざというときの勃起に関係しない。つまり**朝立ちがあっても、エッチのときに勃起するわけでなく、EDであることに変わりはない**のだ。

だから朝立ちがあっても、エッチができるとはかぎらない。無理に焦《あせ》って挿入《そうにゅう》してみても、中折れすることがほとんどだろう。

しかも朝は主婦のもっとも忙しい時間帯である。彼女たちは目覚め際に挿入されても落ち着かないだろうし、気乗りがしないので、たいていはうれしい顔ができない。そのうえ中折れされれば、目的地の途中で車から降ろされるようなものだから、よけいおもしろくないだろう。

女性のなかには中折れを経験すると、自分の身体に魅力がないと感じて、大きな衝撃を受ける人たちがいる。だから、中折れしそうな人は予防線を張って、女性の衝撃をやわらげる気遣いが必要だが、そんなことを考えただけで自信がなくなるだろう。

専門医の話を聞くと、中折れをもっとも経験するのは40代と50代だというが、**中折れを経験しても慌《あわ》てないで、ＥＤ治療薬を活用すれば快癒《かいゆ》する**。

中年に達して朝立ちがなくなるのは、ＥＤになる前兆だといわれるが、必ずしもそうとはかぎらない。また疲れていると朝立ちがないことが多いが、逆に疲れ切っているときにかぎって朝立ちがあったりして、本人を当惑させることがある。

エッチに無関係な朝立ち現象は、ＥＤでありながらオナニーをするときにかぎって勃起する人がいるのと同じことで、ここにはＥＤ現象の深い問題領域がある。

第３章

なぜ
勃たぬ！

EDが起きる
原因と治療

EDは複雑な原因がからみあって起きることは前述した通りだ。EDには心やストレスなどが起因となる「心因性」と、前立腺や脊髄損傷など身体的な問題によって起きる「器質性」に大きく分けることができる。ここでは事例を交えて、EDが起こる原因を探っていこう。

事例で見る　EDになる要因

☑ 3組に1組という離婚率とエッチの関係

アメリカでは、カップルの半数が離婚する。このような社会では、結婚という制度の有効性を問わなければならないだろう。

19世紀ドイツの社会思想家で、カール・マルクスの盟友だったフリードリヒ・エンゲルスは、一夫一婦制を私有財産の発展に対応するシステムだったと考えた。しかし、人類の女性が妊娠と育児に時間がかかるようになったことから、早くから1人の男性が援助の手を差し伸べるようになったのではないかという意見もある。

理由はわからないが、一夫一婦制は非常に早くから自然発生的に成立し、彼らはエンゲルスの見解とは反対に、夫婦間の子育てなどを容易にするために私有財産制を発展させたのではないだろうか。

ここで現在の日本の離婚について考えてみよう。**離婚を告《つ》げるのは、圧倒的に女性**

側からが多いとされている。

19歳以下の年代では、離婚を要求する既婚女性が60％に達するという。要するに、半分以上のカップルが女性の言い分によって離別している。

20歳から24歳の年齢層でも、40％の夫婦が女性の意志で別れており、すべての家庭をトータルすると、今では3組に1組が離婚する計算になる。

現在の日本では、3人に1人がガンで亡くなるというから、ガンによる死亡率と離婚率が同じ比率を示している。最近では高齢者離婚が増えているというから、いよいよ離婚率は高くなるだろう。

離婚した男性は風俗で欲求を満たすか、元妻以外の女性にアタックするか、オナニーをするかしかなくなるが、いずれにしてもエッチは面倒くさいという心情に結びつきやすい。こうして、エッチに関心の薄い草食系男性やＥＤ候補の男性が出現する。

離婚後の若い女性たちのほうは自由奔放《ほんぽう》な生活を満喫《まんきつ》し、のびのびと男性たちを物色する。すぐに結婚する気はないだろうから、彼女たちの行動はそのぶんだけ大胆率直になる。男性側から見ると、離婚後の女性はかつてなく強烈な性的魅力を発散する。

☑ 乳離れできない男性

離婚経験者の女性から、ご亭主のマザコンが最大の離婚理由だったと聞かされたことがある。

「酔って帰ってきた亭主が、母親のふとんに入って眠るのよ。それがどうしても許せなかったなあ」

というのだが、それは理解できないことはないだろう。ご亭主はもちろん、母親と性的関係にあるわけではないが、母親に頼り切ってきた過去を切り捨てることができないのだ。今や母親が息子の大学の入学式や、会社の入社式にまでついてくる時代である。この**母親依存の姿勢もまた、ＥＤの一因になる**ように思われる。

そもそも、どんなにすばらしい女性が現れても、母親の代役を務めることはできない。『失われた時を求めて』という大長編小説を書いたフランスの作家マルセル・プルーストは、

「母親は人間がすがりつく愛着のもっとも重要な対象だ」

と考えていた。愛着の対象になる母親でない女性は、母親の代理人だった。

精神分析という学問を創始したオーストリアのジークムント・フロイトは、性を研究した学者ではなかった。その点でフロイトは、19世紀末から20世紀にかけて性を分類し研究したドイツ語圏の医師クラフト＝エビングや、イギリスの性心理学者ハヴロック・エリスとは違っていた。

フロイトは人間の認識、思考、行動に無意識が深くかかわっていることを発見し、その無意識に幼児時代の性的体験が関係していることを知って、それをもとに人間と人間の社会を研究しようとした思想家だった。そのフロイトもプルーストと同じく、男性がすがりつく愛の根源的な対象を母親に置いていた。フロイトは、

「母親に執着しすぎる男性は、女性を遠ざけて同性愛に陥《おちい》る可能性がある」

と書いているが、これは納得しやすい主張だろう。

どんな男性も母親と同じ女性を見つけられないのだから、母親にべったりへばりつく習性を持つ男性は、母親の存在がＥＤの原因になることもある。

☑ セクハラという非難がＥＤの遠因か

ある商社の社員が得意先の会社に行って、ロビーで取引相手の会社員と話をしてい

たとき、顔見知りの女子社員が通りかかったことがある。そのとき、彼は思わず、

「今日の彼女はかわいいスカートをつけていますね。よく似合いますよ」

といったところ、相手の会社の社員に、

「そんなことをいわないでください。もし、あの子に聞こえたら、われわれはセクハラ委員会に呼び出されて、厳しくとっちめられますよ」

と真顔でたしなめられたという。商社の社員は女子社員を褒《ほ》めたつもりだったのに、どうしてセクハラになるのか、理解できなかったらしい。

「要するに、女性の美醜《びしゅう》にかかわる発言は、いっさいしてはいけないらしいんですよ」

と、彼はいうのだが、男性にとって、きわめて禁欲的な時代がやってきている。

かわいい女性をかわいいといってはいけないし、好みの女性に対して好感を持っているといっていけなければ、男性は女性にどのようにして感情を表現することができるのだろうか。彼にはひとつ間違うとセクハラといわれたり、ストーカーだといわれたりしかねないという恐怖心がこびりついている。

このような過敏な時代は、女性にとっても、つまらないのではないだろうか。彼女たちは自分に性的魅力があることを知っていて、それを強調する化粧をしたり、衣服

を工夫したりする。それに対する関心や表現を禁止されるとすれば、それは人間の本性に対する誤認ではないだろうか。

☑男性は劣情を持って女性を見るのか

一時期、男性が女性の性的誘因力を感じて持つ感情を「劣情《れつじょう》」と表現した時代があったが、男性が劣情をいっさい持たないとすれば、彼女たちの努力は水の泡になってしまうだろう。女性たちにとって、これほどつまらない事態はないのではなかろうか。

イエス・キリストは、

「劣情を持って女を見た男は、すでにして姦淫《かんいん》したのと同じ罪を犯している」

というようなことをいったとされるが、ふつうの男性はこんな罪を犯さないだろう。一般の男性は劣情を持って女性を見ることはなく、女性を見たあとに、タイム・ラグを置いて劣情を持つからである。

いずれにしても**現代の男性たちは、女性に対して感じる魅力の表現に、極度に慎重になっている**。これを敏感に感じる女性たちは、草食系男子という軽蔑《けいべつ》的な表現をするが、このような表現をされた男性は、ますます萎縮《いしゅく》するに違いない。

EDの原因——「心《しん》因《いん》性」「器《き》質《しつ》性」

☑EDには2つの原因がある

ＥＤ問題の専門家は、ＥＤの原因には「心因性」のものと「器質性」のものがあるという。しかし生きている人間に起こる症例だから、現実には、それほど明確に区別できるわけではなく、さまざまな理由がミックスされている「混合型」もある。

「心因性」とは簡単にいうと、「精神的・心理的な性質の症例」のことだ。医学の世界には「心気症」という病名があり、ちょっとした身体の変化を病気だと思い込んで、ますます深みにはまっていく症例を指している。

一般に神経質な性格の人が陥《おちい》りやすいとされ、たとえばガンでもないのにガンではないかという疑いが頭を離れない「ガン・ノイローゼ」といわれる症例も心気症に分類される。心気症も治りにくければ、診療内科か精神科にかからなければならない。

医師は言葉と薬とで治療しようとするだろう。

ＥＤになる仕組み

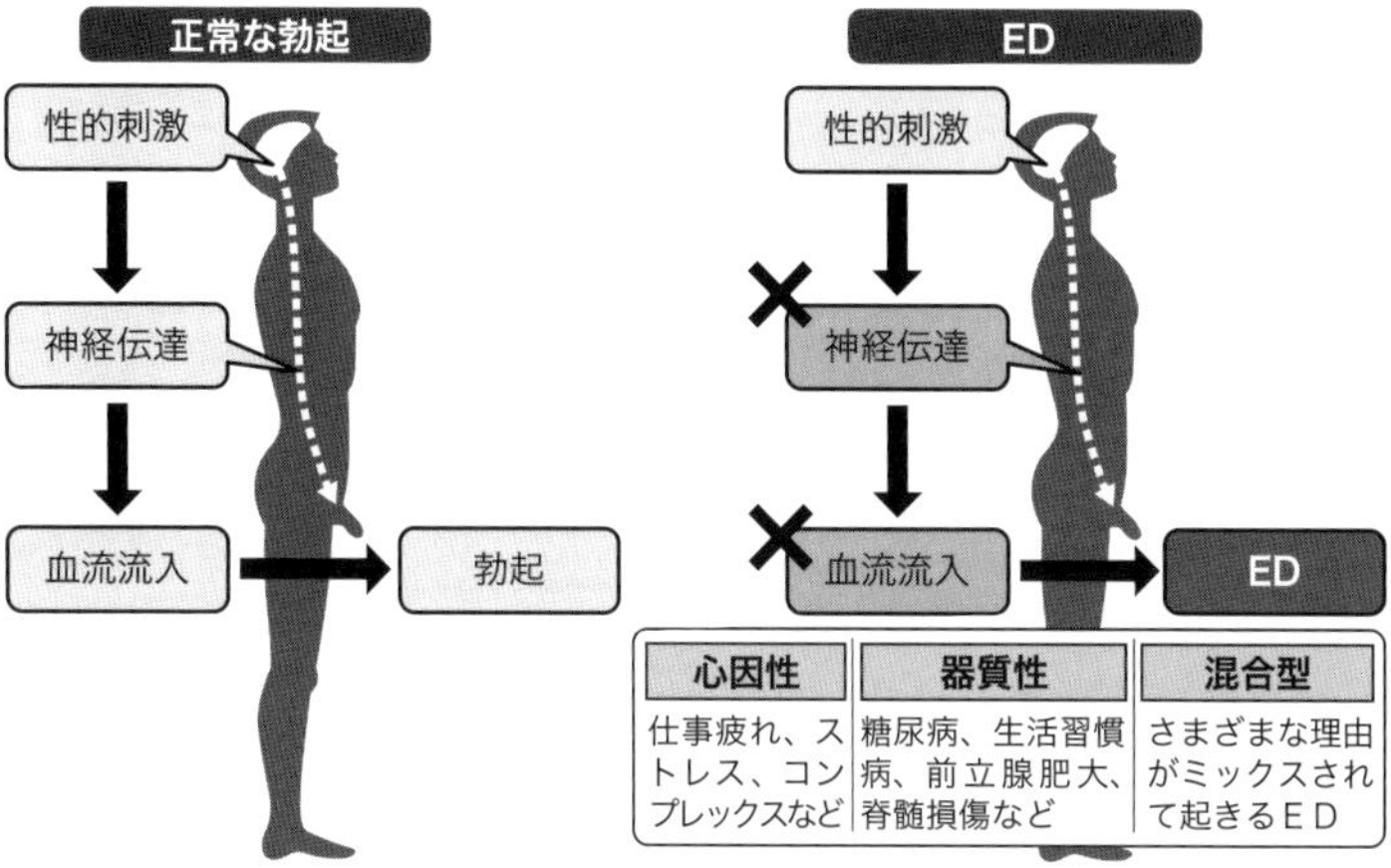

ＥＤの多くはまさに「心因性」であり、気持ちを入れ替えればウソのように勃起《ぼっき》したり、エッチができたりするのに、自分で勝手にＥＤだと思い込んでいるケースがほとんどだという。逆にいえば、エッチはそれほどの精神力を必要とする行為だということだろう。

最初にいっておけば、**どのような心因性のＥＤも、経口のＥＤ治療薬を飲めば治ってしまう。**ただ、飲み方と飲むタイミングに条件があるので、第4章でそれを伝えることにしたい。

☑ 器質性ＥＤの正体

もうひとつのＥＤの原因とされる**「器質性」とは、身体の組織や器官のかたちや状態の異常による症状を指している**。代表的な器質性のＥＤには、糖尿病と高血圧があげられるが、ある種の包茎《ほうけい》と脊髄損傷《せきずいそんしょう》も無視することができない。

さらに、加齢とともに進行する前立腺《ぜんりつせん》肥大《ひだい》が、射精とＥＤに関係することがわかってきた。加えて前立腺ガンにかかり、前立腺の全摘手術を受けた人にＥＤと排尿障害が高い確率で起きている。

前立腺ガンの患者は全摘手術を受けるときに、ほぼ確実に排尿障害が起きることと、ＥＤ問題が起きることを覚悟しなければならない。

本書では、それらの障害を回避する前立腺ガンの治療法（小線源療法＝ブラキセラピー）を紹介し、どうして多くの病院がこの治療法を実施しないで、手術を勧めるかという内幕を説明することにする。

年齢に見るED傾向

☑エッチの際の緊張と不安がEDの原因に

ＥＤの主力を占める**心因性の原因を持つ人たちは、20代から40代にかけてもっとも多く、50代になると心因性と器質性が半々になるとされる。それ以上の年代では、ほとんどが器質性の原因によってＥＤになるという。**

心因性の原因を探る前に、相模ゴム工業の「ニッポンのセックス」によって、20代の男性と女性の性の実態について見てみよう。

この調査によれば、20代で初体験をした日本の男性は18・9％で、女性はわずかに少なく18・5％とされている。これは西欧諸国の17・3歳という初体験年齢に比べて遅いほうであり、アイスランドやドイツでは男女ともに15歳後半で経験する。

初体験年齢の低下は、性教育がはじまる年齢と一致するらしく、学校で行なわれる性教育が避妊教育であることを考えれば当然だろう。人間は知識を手に入れれば、実際に使用してみたくなるようにできている。

20代男性の初体験の相手は43・8%がつきあっていた同年齢の女性で、女性の44・2%がつきあっていた年上の男性だったと答えている。この数字で見ると、男性の半数近くが心因性のEDになりそうにない相手を選んでいると思われる。

しかし、初体験のときは緊張感が頂点に達し、何をどうしているのかわからない手探り状態で、無我夢中の行動を続けざるをえない。そのとき心を占めているのは、

「うまくいかなくて、相手を失望させたらどうしよう」

という不安だろう。このような緊張と不安のなかで、

「焦《あせ》るな」

といっても意味はないのだ。

だから失敗しても反省する必要はないのだが、それがトラウマになってEDになる人もいないわけではないだろう。気を取り直して再度挑戦し、それでもダメだったらED治療薬という選択肢を検討してみることにしよう。

もっとも20代の男性でも7・4人の女性を経験し、20代の女性では6・6人の男性を経験したと答える人たちがいるので、やっている人は、ちゃんとやっているのだなあという平凡な感想にたどりつく。

Column

なるほど！性知識

エッチに憧れる70％の人たち

20代の未経験者の統計を見ると、20代男性の40・6％と、女性の25・5％がエッチを経験したことがないと答えている。年代別でない統計では、未経験の男性の70・3％がエッチをしたいと考えており、未経験の女性の33・1％が同じように考えている。

女性のなかには、エッチをしたいかどうかわからないと答えた人が37・7％もいるので、エッチをしたいと答えた女性にこの数字を合算すると、70％以上の男女がエッチをしたいと考えているか、エッチがどんなものかと想像していることになる。

これは性に関しては、あまり健全な状況ではないように思われる。70％以上の未経験の男性がオナニーばかりしているわけではなく、オナニーが不健全だというわけでもないが、直近の1カ月間のオナニーの回数にかかわる調査では、男性が6・5回、女性が0・9回と答えている。

男性には結婚してからもオナニーをする人たちや、かなりな年齢になってからもオナニーをする人たちがいるので、平均回数が多くなることは予想されるだろう。

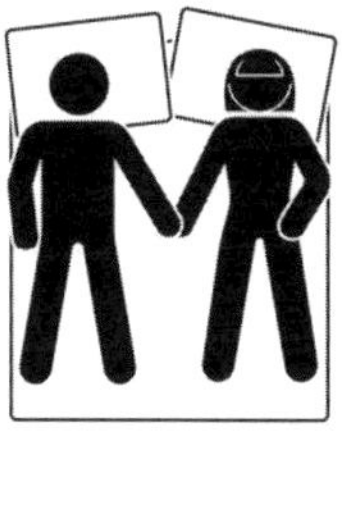

心因性ED①　女性への恐怖心

☑気弱な男性に効くED治療薬

器質性の問題がまったくないのにEDの傾向があるというケースでは、個人々々の事情がからみすぎていて、ひとまとめに考えることはできない。

まず女性に接するのが怖くてEDになってしまう場合は、いろいろな機会やサークルを利用して、少しずつ親しい女性を作っていくしかないだろう。母親コンプレックスが強い男性や、男ばかりの環境で育った男性にこの傾向があり、なかには女性に何を話していいかわからないという男性もいる。

ジャン・ルノワールという20世紀前半に活躍したフランスの映画監督の父親は、印象派の大画家オーギュスト・ルノワールだった。彼は父親の絵のモデルである裸の女性たちがウロウロしている家で育ったため、女性の裸を見ても珍しがったり、興奮したりすることはなかったと伝えられている。

群《む》れている女性は怪物的な怖い存在で、侮《あなど》ることはできない。しかし、ふたりで話してみれば、相手も男性に関心を持ちながら、接する機会がなかったことがわかったりする。相手の女性も臆病《おくびょう》だったことに気づけば、エッチにたどりつく距離は一気に縮《ちぢ》まるだろう。それでもためらいがあれば、事前にED治療薬を飲んでおけばいい。

エッチをしたい女性がいて、相手も拒否している様子でないのにエッチに成功しないのは、うまくやれないかもしれないという気おくれがあることによる。この場合も、ED治療薬の助けを借りることができる。

男性のなかには、1人の特定の女性を相手にするとEDになる人たちがいる。これは彼女との初回のエッチで緊張感が強すぎて失敗し、その経験が頭にこびりついていることによっている。

たとえ気の弱い男性でも、望みの女性に会うときにED治療薬を飲んでおけば、呪文のように効くはずである。

あるバーの女の子に惚《ほ》れて通いつめ、ついに宿願を達したが、肝心なときに酔いすぎていて勃起しなかったという、苦い経験を持つ男性がいる。これもED治療薬を飲めば屈辱《くつじょく》をはらすことができるが、ED治療薬は酔いすぎると効かなくなることがある。

若い元気なうちは、酒を飲むとやたらとエッチをしたがる人たちがいるが、これは酒でストレスが解消され、「アルコールデヒドロゲナーゼ」という酵素が働くことによる。

ほかに、もっともありふれた**EDの原因に喫煙《きつえん》があり、EDの男性の80％がヘビースモーカーだという統計がある。**彼らもＥＤ治療薬を飲めば問題は解決するのだから、これは健康面からすると、あまり勧められる効用ではないかもしれない。

☑ EDのデリケートな理由

会社や組織内でうまくいっていないときや、何だか気の乗らないときや、体調が悪くて元気がないときに、それでもエッチをせざるをえないことがあるだろう。

せっかく裸になったのに、気のあわない上役の顔を思い出して、挿入不能《そうにゅうふのう》になる男性もいる。

男性のなかには、妻がカレンダーに排卵日のマークをつけて、子づくりに励《はげ》もうとすると、その日にかぎってＥＤになる人や、反対に排卵日にコンドームをつけさせられるとＥＤになる人たちがいる。

つきあっている女性や妻との間に刺激がなくなって、どうしてもうまくいかない男性も少なくないだろう。とくにいっしょに旅行にいって、期待されていると感じただけでダメになるデリケートな男性もいる。

女性の側から積極的に出られると、逃げ腰になったり、萎《な》えてしまったりする男性はわりと多い。ここには男性側が女性側を攻略すべきだという、因習的か本能的かわからないが、特有の男性心理が作用するように思われる。

また妻の出産後に、自然とエッチをしなくなる夫婦もいる。**調査では男性の15・7%、女性の16・8%が出産後にセックスレスになった**と答えている。これは女性が育児に労力と時間をとられ、そのことに男性が気を遣う結果かもしれない。

人間には繁殖期がないといっても、年中、性衝動があるわけではない。性欲がないときは、焦らないでタイミングを待てばいいだろう。しかし、そうはいっておられないときには、ＥＤ治療薬が適切な手助けをしてくれる。

心因性ＥＤ②　うつ病や早漏不安

☑最近増加傾向の男性更年期障害《だんせいこうねんきしょうがい》

男性のなかには、40代から50代にかけて、気力・体力の衰《おとろ》えを感じる人たちがいて、それを「男性更年期障害（ＬＯＨ症候群）」と呼んでいる。この症状は男性ホルモンの「テストステロン」の減少によるとされている。

ＬＯＨ症候群は身体面では、やる気のなさ、だるさ、発汗、ほてり、寝不足、節々の痛み、集中力と記憶力の低下に現れ、精神面では、不安、気落ち、イライラ、神経過敏などに現れる。そして**性欲減退、ＥＤ、射精感の弱まりなどが定番現象となっている。**

医学的にはＬＯＨ症候群は、蓄積されたストレスが原因とされる。すでに説明したように、ストレスが緩《ゆる》まないと交感神経がいつも活動し続け、やがて耐《た》えきれない状態になる。さらに一酸化窒素（NO）の産出が減少し、脳の神経細胞の情報処理能力が

男性更年期障害（ＬＯＨ症候群）

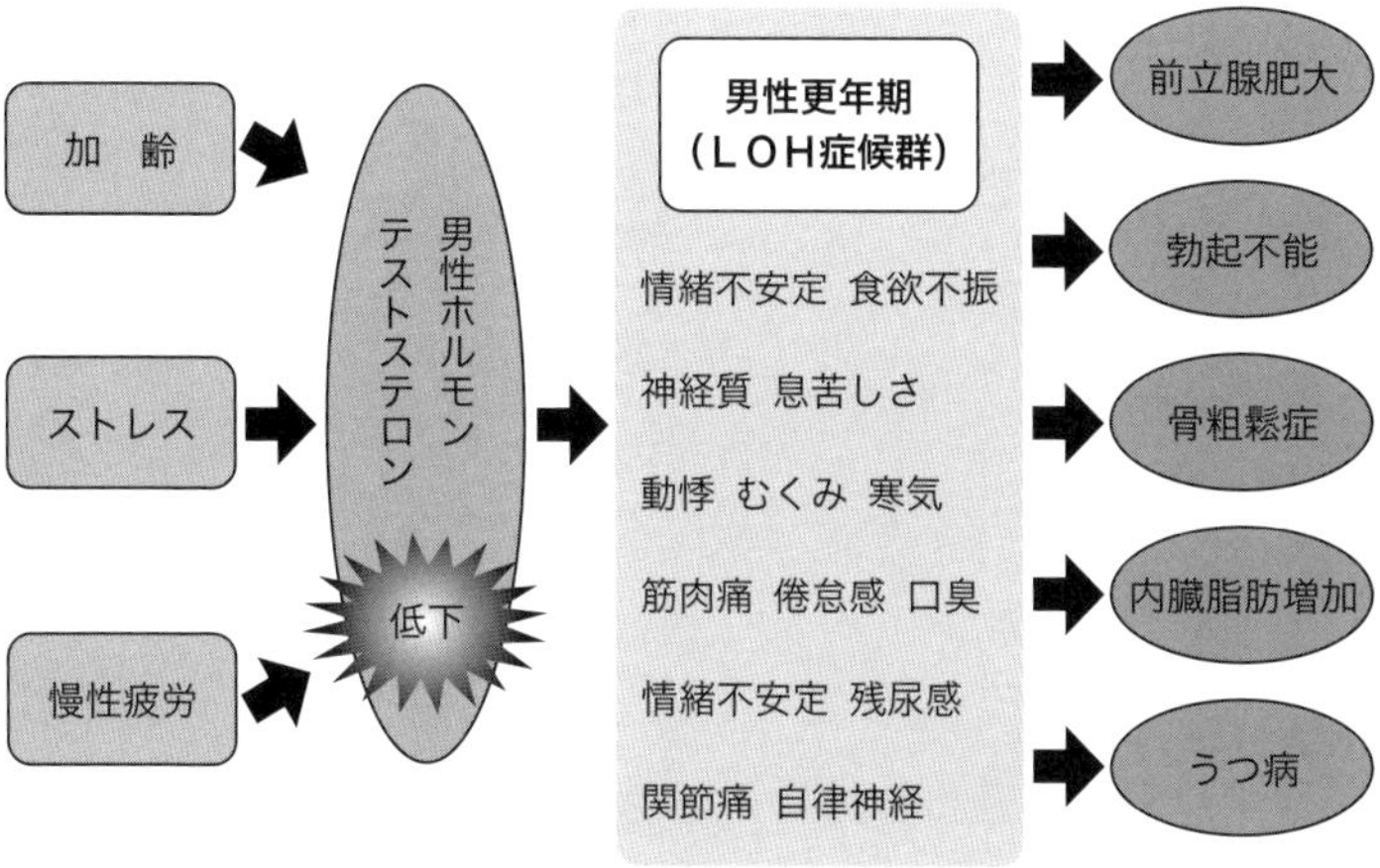

低下する。

現在の日本には６００万人のＬＯＨ症候群に該当する患者がいて、１００万人が抗うつ剤の「ＳＳＲＩ（選択的セロトニン再取り込み剤）」を飲んでいるとされている。

ＳＳＲＩには数多くの製品があり、「ルボックス」「デプロメール」「バキシル」「ジェイゾロフト」「レクサプロ」などが一般的に処方される。

うつ病によるＥＤだと思われる患者のなかには、医師の勧めでＥＤ治療薬と同時にＳＳＲＩを併用する人たちがいる。

また若い男性のなかには早漏《そうろう》を心配するあまり、エッチに積極的になれないタイプの人たちもいる。本人が思うほど心配しなくていい症例のことが多いが、心理的に安定するためにはSSRIを併用する方法がある。

うつ病の場合も早漏を心配される場合も、**SSRIは効き目が出るまでに時間がかかるので、エッチの5時間前に飲用する**ことが勧められる。

☑うつ病自体にも効くED治療薬

LOH症候群には、ED治療薬が効果をあげる。ED治療薬には「サイクリックGMP」を分解する「PDE5」を妨害する作用があり、すでに説明したようにサイクリックGMPを産出するのは一酸化窒素（NO）である。LOH症候群にED治療薬が効くのは、これらの物質の産出量を高めることによっている。

心因性のEDには、1回か数回のED治療薬の服用で完全に立ち直ってしまうケースがある。ここでは心理的な安心感や自信が大きく作用するのだろう。しかもED治療薬には早漏を防ぐ効果もあり、ここにも安心感という心理的な作用があるように思われる。なかには、そうした効果を知って、**財布のなかや枕元に、いつも「おまもり」のようにしてED治療薬を置いている人たちもいる。**

Column

なるほど！性知識

オープンになったＥＤ相談

心因性ＥＤの治療法では心療内科か精神科を受診するというのが一般的だった。

実際に受診してみると、のっけから、

「マスタベーションはできますか」

というようなストレートな質問をされることが多く、患者側はどぎまぎして、よくわからないことを口ごもってしまう。医師側はどうしても上から目線だし、患者側はとくに若い女性の看護師が横にいたりすると、萎縮《いしゅく》するばかりだろう。

現在のＥＤ患者を相手とするクリニックの雰囲気は、かつてとガラリと変わっていて、気軽に相談に行けるようになっている。

しかし、医学的な治療法の根底にあるのは、患者が性的欲望を、心のなかに無意識のうちに抑圧している理由を探ることにある。つまり患者の抑圧の理由を明らかにして、そこから解放するのが医学的治療法の目的である。

この治療法では、医師と患者の会話がカギを握るので、どうしても時間がかかる。つまり１回の診察だけではすまないので、もどかしい思いがするだろう。

それでも手術のような特殊な治療を必要とする場合は、大病院の泌尿器科か専門のクリニックに行かざるをえない。たとえ気が進まなくても、長い一生をそんなことでクヨクヨしているのはバカらしいから、専門医を訪ねることを勧めたい。医師は毎日、職業として患者の相手をしているのだから、ＥＤ相談などには慣れている。

ＥＤ治療や包茎治療を主とするクリニックには、「男性スタッフばかりです」とうたっているところが多い。ここにも気弱なくせにプライドが高い、男性一般を思いやる心遣いが示されている。

しかし現代のありがたさは、心因性だろうと器質性だろうと、ＥＤ治療薬でかんたんに解消できることにある。

心因性ＥＤ③　包茎《ほうけい》、その他

☑日本人の成人男性の60〜70％が包茎

包茎も、ＥＤの原因になることがある。

「包茎の男は早漏《そうろう》気味になる」

といわれるのは、包茎の亀頭《きとう》は敏感なのではないかという憶測《おくそく》からくる、根拠のない俗説にすぎない。泌尿器科医もいうように、**包茎が原因で早漏になることはない**。包茎の男性が自分で早漏らしいと感じているとすれば、心理的に思い込んでいるだけだろう。

　それでも包茎を仲間にからかわれるのではないかという恐怖心と、相手の女性にばれたら軽蔑《けいべつ》されるのではないかという不安がＥＤの原因になることがある。

　そもそも**日本人男性の成人の60〜70％が包茎だとされている**。そのほとんどは、いわゆる「仮性《かせい》包茎」で、亀頭の先端だけが突き出ている状態か、包皮《ほうひ》をかぶっていて

包茎の種類

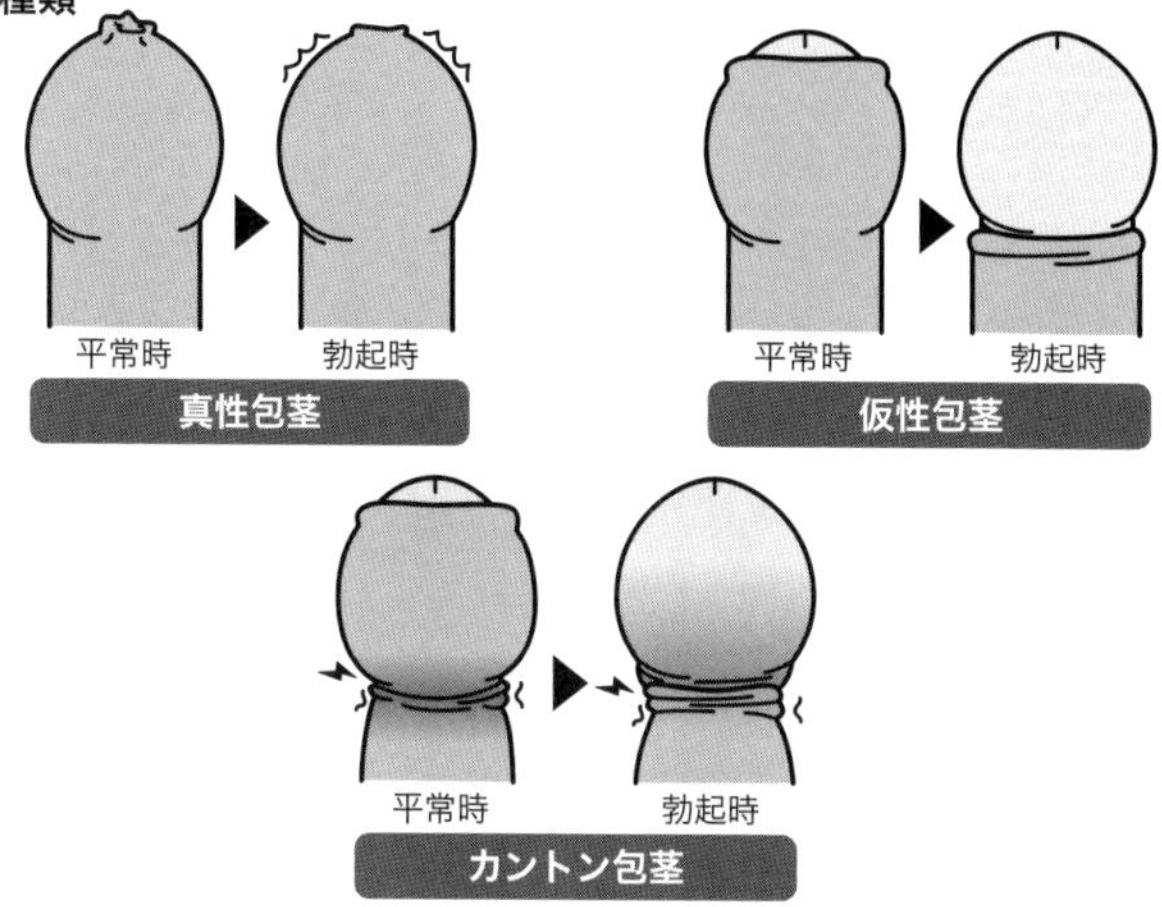

も手でむける状態にある。

手で包皮をむければエッチに何の支障もないわけで、心配ならＥＤ治療薬でかんたんに不安感を解消することができる。また、ふだんから包皮をむいておけば、亀頭が露出したままの状態になる人たちも少なくない。

ただ年をとるにつれて、ペニスが縮《ちぢ》まるのと包皮が緩《ゆる》むとで、包茎になる人たちがいる。20代や30代に比べて、40代や50代に包茎率が高いのは、このせいだといわれている。なかにはやがて介護を受けるときに、包茎だとカッコ悪いという理由で、手術を受ける人たちもいるという。

包皮を手でむけない「真性《しんせい》包茎」で

も、少しずつむくように努力すれば、エッチのときに気を遣わなくてもすむようになる。包皮の口が狭くて、むくときに痛みがあったり、もとに戻らない「カントン（嵌頓）包茎」は早く手術を受けたほうがいいとされる。

40～50代の男性には、肥満のあまりペニスが腹部にもぐりこんでいる「肥満包茎」の人がいる。このような状態になると、挿入《そうにゅう》もピストン運動もできなくなるだけでなく、健康上もリスクが高くなるので、医師と真剣に肥満対策を相談したほうがいいだろう。

☑特殊なケースで起こるED

特殊なケースでは、妻の出産の瞬間に立ち合って、あまりの現実に衝撃を受け、それからEDになる男性もいる。これは**「PTSD（心的外傷後症候群）」の一種で、立ち合い分娩《ぶんべん》がトラウマになる**のだといわれている。

このケースでは治療に時間がかかり、治っても妻とはできなくなったという重症例もあるようだが、どれくらいの比率でEDになるのかはわからない。今では、この問題はあまり大げさに考えられていないようだが、血を見たくない気の弱い男性は、立ち合い分娩をしないほうが賢明かもしれない。

現代では無視できなくなっているＥＤ症候群に、**アダルトビデオを観ながらのオナニーが習慣化している人たちがいる**。日本製のアダルトビデオはとくに刺激が強いらしく、バーチャルな世界が現実をはるかにうわまわる。

このような視覚的刺激を受ける習慣が身についた人たちは、次第にペニスを強く刺激するようになる傾向があるそうで、このため現実にエッチをしてみても思ったほどの刺激がなく、ＥＤになるという結果になるらしい。

ビデオを観てオナニーをしていれば、相手の女性に余計な気遣いをする必要がないことも、大きなメリットになるのだろう。男性のなかには、射精しさえすればいいという人たちがいることも否定できない。

彼らのなかには、女性に手を使って刺激してもらったり、オーラルセックスをしてもらったりすると、オーガスムに達する人たちもいるというから、ひとたび身についた性的習慣は治りにくいということだろう。

器質性ED① 前《ぜん》立《りつ》腺《せん》肥《ひ》大《だい》、前立腺ガン

☑ 前立腺肥大によるED

前立腺とは、男性の尿道の根元を取り巻いている器官のことで、若い男性では20〜30グラムの重さがあり、横幅は3・5センチ以内、縦の長さは2・5センチ以内、尿道を囲む長さが3センチ以内が正常とされている。

ふだんは男性の排尿を調節しており、射精の仕組みにも深く関係する。ヒトの精子は膀胱《ぼうこう》の横にある1対の精巣《せいそう》（睾丸《こうがん》）で作られ、精巣の上にある精巣上体（副睾丸）に移されて成熟する。射精のときがくると、成熟した精子は細長い精管を伝ってペニスに送られ、同時に射出される。

射精の瞬間、前立腺は膀胱の口を閉めて、精液が膀胱のなかに逆流しないようにする。同時に精管、精嚢《せいのう》、前立腺と、尿道のまわりの外尿道括約筋《がいにょうどうかつやくきん》などがいっせいに収縮し、尿道内にある精液をペニスの先から放出する。以上が射精の仕組みだが、前立

前立腺

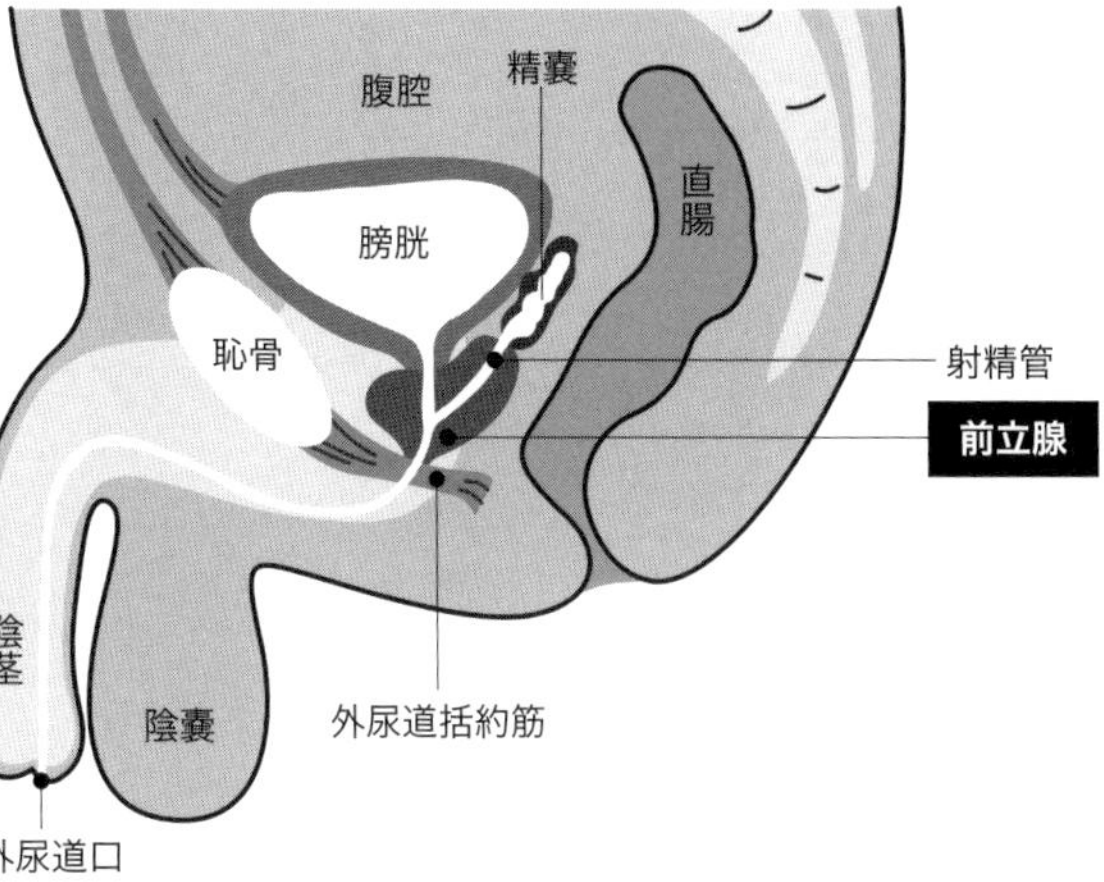

腺が射精の快感に大きくかかわっていることがわかる。

　ところが前立腺は加齢とともに肥大し、大きくなるとニワトリのタマゴ大にもなり、80グラムを超えることもある。この前立腺肥大と呼ばれる症状は、早ければ40代後半からはじまり、さまざまな排尿障害を引き起こす。

　問題は**前立腺肥大で射精が妨げられるばかりか、ＥＤの原因になる**ことである。

　軽度や中程度の前立腺肥大の治療では、薬を飲んで改善をはかることができる。もっとも処方されるのは「5α還元酵素阻害剤（アボルブ）」であり、「ＰＲＥ5阻害剤」も処方される。このグループにはＰＲＥ５阻害剤の「シアリス」そのものが含まれている。

前立腺肥大の怖さは、前立腺ガンかもしれないことにある。前立腺肥大の症状を感じたら、自己流で生薬《しょうやく》や漢方薬に頼らず、泌尿器科医の診察を受ける必要がある。

☑前立腺ガンの手術によるＥＤ

現在の日本では、１年間に10万人もの男性が前立腺ガンにかかっている。経過を見て治療が必要になれば、前立腺の全摘手術、放射線による外照射、体内から放射線を照射する小線源療法（ブラキセラピー）という３種の治療法のどれかを選ぶことになる。

今日《こんにち》、多くの病院は前立腺ガン専用の「ダビンチ」という手術補助ロボットを使う全摘手術を実施する。前立腺のまわりには血管や神経が集まっているが、全摘手術では前立腺といっしょに尿道や神経を切り取り、そのあと尿道を膀胱に縫《ぬ》いつける。

手術後、ほぼ確実に起きるのは尿漏《も》れだ。うまくいけば半年くらいで治るが、いつまで経《た》っても漏れっぱなしという悲劇的な成りゆきになる人もいる。治った人にしても、完全に治るわけではないので、たとえば電車がきても、とっさに走ることはできない。

若い年代で、尿漏れ以上に問題になるのはＥＤだろう。全摘手術には、患者のガンの広がりによって、ペニスの両側を走る神経を残す「神経温存《おんぞん》手術」をすることができる。しかし、この手術をしても、勃起能力が残るのは20～30％にすぎず、それも時間が経つにつれてＥＤになるのを防ぐことはできない。

☑ＥＤ治療薬で回復は望めるが

今では神経を温存する手術と、術後早くからのＥＤ治療薬の使用によって、勃起能力の回復が望めるようになっているが、前立腺がなくなると射精の瞬間に膀胱の出口が閉まらないので、精液が膀胱に流れ込む「逆流性射精」を防ぐことはできない。

膀胱に精液が流れ込んでも、やがて尿といっしょに排出されるから害にはならないが、全摘手術の体験者に聞いてみると、口を揃《そろ》えて、

「射精のときに、これまでほど気持ちがよくない」

という返事が返ってくるので、**前立腺がいかに性的快感に関与しているか**がわかる。

多くの病院は、患者から、

「あの病院の設備は遅れていて古くさい」

といわれたくないばかりに、かつては3億円もしたダビンチを競《きそ》って購入した。若い医師はダビンチがない病院には、勤務に行きたがらないという事情もあるらしい。ダビンチには5～6年という耐用年数があるので、できるだけ使わなければ採算がとれない。

採算点を満たすには、年間に100人の手術が必要だといわれるが、よほどの大都市でなければ、これほど大勢の患者はこないので、多くの病院は前立腺ガン患者がくると、ダビンチによる手術に誘導しようとする。

医師は全摘手術をする前に、患者に排尿障害とED問題を説明しておくべきだが、マイナス面の説明に時間をかける医師は多くない。患者たちのほうも説明をよく聞いていないのかもしれないが、そんな説明を聞いたことがないという患者が圧倒的に多い。

☑性機能を完全に維持できるブラキセラピー

患者は①体外から前立腺に放射線を照射する外照射か、②放射性の微小なチタン製のシードを前立腺に埋め込み、2〜3日で治療を終えるブラキセラピーを選べば身体的負担はないし、ED問題も起こらないし、コントロールできないほどの排尿障害も起こらない。

放射線による前立腺ガン治療の最大のメリットは、ふつうの生活に戻るのに時間がかからないという簡便さと、それ以前とまったく変わらない生活を送れることにある。しかも、25〜30％に再発が見られる全摘手術に比べて、ブラキセラピーの再発率は1％以下しかない。

全摘手術を受けて再発した患者には、今のところ根治《こんち》を望める治療法はなく、ホルモン療法や抗ガン剤治療を受けながら、できるだけ長い延命を望んでいくしかない。

放射線による治療後にも、時間が経つにつれて勃起力が弱まったり、精液の量が少なくなったりすることがあっても、その程度のことはED治療薬でかんたんにカバーすることができる。ED治療薬でカバーできさえすれば、エッチでは何の違和感も起こらない。

前立腺ガンの全摘手術を受けた患者が、酒席で立ちあがったとたんに、一気に尿漏れを起こし、ズボンをベトベトにぬらして落ち込む姿を見ていると、全摘手術の取り返しのつかない残酷さを思わずにはいられない。

器質性ED② 脊髄損傷《せきずいそんしょう》

☑ 脊髄損傷によるEDの対策

今の日本には、「脊髄損傷」を起こす患者が年に10万人もいるという。原因のほとんどは車による交通事故であり、とくに単車による交通事故が原因になるらしい。そのほかでは、激しいスポーツによるケガが原因の一部となっている。

最初にはっきり区別しておきたいのは、「脊椎《せきつい》」と「脊髄」が違う点である。

脊椎というのは背骨のことで、人間には12個の胸椎《きょうつい》と5個の腰椎《ようつい》がある。

脊髄とは、脊椎のなかを通っている神経のことである。

脊髄はひとたび損傷すると、再生されることはない。それにたいして脊椎は骨だから、重症でなければ治療不能というケースは少なく、多くは手術が必要になるが、自然に治ることもある。

脊髄が外からの力で傷を受けると、一般に高い確率でEDになるとされる。すでに説明したように、性的刺激を受けてペニスに勃起を指令するのは、脳の視床下部《ししょうかぶ》という器官である。視床下部の「性的勃起」の指令は脊髄の上のほうにある「勃起中枢」と、脊椎の末端にある「勃起中枢」を通ってペニスに伝えられる。

脊髄損傷によるＥＤは、脊髄の損傷した箇所と２つの勃起中枢との関係によって変化する。上方の勃起中枢よりさらに上の箇所に傷がつけば、視床下部の「性的勃起」の指令が伝わらなくなるのでＥＤになってしまう。

しかし２つの勃起中枢が健在なら、「反射勃起」という機能が維持される可能性がある。**反射勃起とは、ペニスが刺激を受けさえすれば、視床下部の指令がなくても勃起する能力**のことで、いわば「独立国」のようなエッチを期待することができる。

それでは、２カ所の勃起中枢が損傷した場合はどうなるのか。この場合は残念ながら、勃起能力は失われてしまう。

しかし、絶望的でないところに現代医療のすばらしさがある。それでは前立腺の全摘手術によるＥＤとともに、脊髄損傷によるＥＤの救済策《きゅうさいさく》を考えることにしよう。

器質性EDを回復させる陰茎リハビリテーション

☑ 脊髄損傷と前立腺ガン手術によるEDのリハビリ

視床下部からの伝達が断《た》たれていない「勃起中枢」だけの損傷によるEDでは、ED治療薬による改善が試みられる。器質性EDのなかでは、比較的良好なED治療薬の効果があり、しかも効果は長い年月にわたって持続する。とくに傷の軽い若い患者で、損傷後の時間が早ければED治療薬の効果も高い。

しかしここでは、視床下部からの「性的勃起」の指令が断たれていないことが条件になる。つまり**反射勃起が作用するだけでは、ED治療薬に効果がない**のだ。またED治療薬が効いても、損傷した箇所によっては、勃起しても射精に問題が起こることがないわけではない。

脊髄損傷者と前立腺ガンの手術後の患者には、**定期的な「陰茎リハビリテーション」という勃起機能改善の方法**が勧められる。これは海綿体《かいめんたい》が線維化して、完全なE

Dになることを防ごうとする方法で、このためにはED治療薬のほかに、①「陰圧式勃起補助具（バキュームディバイス）」と、②「プロスタグランジンE1（PGE1）陰茎海綿体注射」という、聞くだけでもおそれ多い方法が使われる。

ここで自覚しておいてほしいのは、前立腺ガンの全摘手術を受けさえしなければ、ふつうの人なら聞くこともないような、またふつうの人なら死ぬまで見なくても聞かなくてもいいような、手数のかかるリハビリを受けなくてもいいことである。

ED治療薬が効かないときに、次に計画される「バキュームディバイス」とは、以下のような手順を踏む方式である。

①空気を吸い取るポンプのついたシリンダーという円筒にペニスを入れ、②空気が入らないようにペニスの根元を締めつけるバンドなどをつけ、③片手でシリンダーを身体に押しつけながら、もう片手でポンプを3～4回動かして、シリンダーのなかの空気を抜いてペニスを勃起させ、④シリンダーからペニスを抜いて、ペニスの根元を締めつければ勃起状態が維持される。

患者はこの手順を習得して、家庭で使い慣れるしかないが、ペニスが虚血状態にあるため、使用時間は30分と制限される。器具としては「VCDカンキ」（三井ヘルス）、「ペトコ」（三矢）、「リテント」（ツムラ）などがあり、3万～5万円程度で買えるそうである。

☑ PGE1注射と陰茎プロステーシス手術

もう1つの「PGE1注射」は、血管を拡張させる作用を持つ「プロスタグランジンE1」という注射薬を、ペニスの左右どちらかの海綿体に注射する方法である。神経系には関係しないので、**極細の注射針でゆっくりと薬液を注入すると勃起が起こり、4時間にわたって持続する。**

しかし、PGE1注射は世界の80カ国以上で自己注射が認められているのに、日本では認可されていない。だから患者は病院で注射してもらい、近くのホテルなどに相手を待たせておいて、あたふたと駆けつけるしかないという駅伝マラソン状態になる。しかもPGE1注射は、10万円近い高額薬品だから、そんなに気軽に使うことはできない。

陰茎プロステーシス手術は、あらゆるED治療に効果がなかったあとに、**弾力性のあるシリコン製のプロステーシスという器具をペニスの海綿体のなかに埋め込む**最後の治療法である。プロステーシスはいつも硬い状態にあるが、エッチのときにまっすぐにし、エッチが終われば曲げておける。

世界では、すでに30万人の男性がこの手術を受けていて、90％以上が満足していると報告されている。好きなときに勃起させ、好きな時間だけ持続させておけるし、射精やオーガズムの妨《さまた》げにならない点で、バキュームディバイスやPGE1注射より人気が高いという。

陰茎プロステーシスには、「インフレターブル」と「ノンインフレターブル」があり、ノンインフレターブルでは、局所麻酔で日帰りの手術もできるらしい。

陰茎プロステーシスの欠点としては、感染症やびらんや器具の故障が起これば、再手術が必要になることにある。とくに糖尿病のコントロールが悪いと、感染症のリスクが高くなるとされる。

世界のED治療では、ED治療薬が効かなかったり、PGE1の自己注射ができなかったりするときは、陰茎プロステーシスが中心になっている。日本では、器具の改善を理由として正式に輸入できなくなっているが、施設によっては70万円前後で実施しているところもある。

高齢化や生活習慣病、さまざまな事故や手術の後遺症としてED人口が次第に増えている現在、ED治療薬のより以上の普及と陰茎プロステーシスの普及を望みたい。

EDなんか
怖くない

第4章

ED治療薬の劇的な服用法

ここまでEDについて、患者数やその原因について見てきたが、心因性EDも器質性EDもそのほとんどがED治療薬で快癒できる。本章ではED治療薬の種類とその特徴、そしてそれらを合わせて服用するED治療薬のトリモデリティを紹介したい。

ＥＤ治療薬の効力

☑ＥＤ治療薬は勃起薬《ぼっきやく》ではない

ＥＤ治療薬と入手方法について、総点検しよう。

最初に強調しておきたいのは、ＥＤ治療薬は勃起薬ではないということである。おかしなことをいうと思われるかもしれないが、いくらＥＤ治療薬を飲んでも、樹木に抱きついていたのでは勃起しない。

つまり欲情する相手（エッチをしたいと思う相手）がいなければ、予定された効果が現れないのである。もちろん、オナニーをしたいと思って飲めば勃起するが、そのときはオナニーをしようとする明確な意志が働いている。

そうした意味で、**ＥＤ治療薬は本当に人間的な薬だということができる。**それは飲みさえすれば機械的に勃起するという、人間をロボット並みにする非人間的な薬でなく、心を持つ人間という生き物に作用する薬なのだ。

強調しておきたいもう1点は、**ED治療薬にも製品による特徴があり、それを理解してから飲んでほしい**ことである。彼女とおなかがいっぱいになるほど食事をし、へべれけに酔ってから飲んでも薬は効果を発揮しない。また効果が出るまでにも製品によって時間的な差があり、効き目が続く持続時間にも開きがある。

また薬が効いている間、ずっと勃起し続けているわけではない。薬の効いている間、その気になれば勃起するというだけのことにすぎない。ある女性に、

「シアリスという薬は、36時間も効いているんだよ」

と話したところ、

「そんなに長い間、してるのはイヤ」

と反応された男性がいたというが、36時間も勃起し続けていたら、男性のほうも生活に支障をきたすだろう。

はじめての人はED治療薬を1錠飲んでみても、あまり効果を実感できないことがあるかもしれない。

たとえ効かなくても、続けて飲んでみることを勧めたい。1度めは効かなくても、翌日か翌々日に、もう1錠飲んでみて挑戦していただきたい。どんなED治療薬も1日に1錠しか飲めないが、毎日続けて飲んでも問題は起こらない。

ED治療薬の買い方

☑市販のED治療薬に手を出すなかれ

今の日本では、約30％の男性がED治療薬を通信販売で買っているという。そうでなければ、気軽に売ってくれる薬局などで買っているのだろう。

ED治療薬には、コンドームなどと同じく、ネガティブな概念がつきまとっている。それは取りも直さず、エッチに使う製品だということである。店頭などで、

「ED治療薬をください」

ということは、

「僕は近いうちに（または、すぐに）エッチをします」

と公言するに等しい。

エッチという行為は食べる行為などと同じく、人間の生存にかかわるもっともプリミティブ（始原的）な行為だから、どこかに羞恥心《しゅうちしん》がつきまとう。この「恥じらい」

という感情がつきまとわなければ、エッチのうずくような快感や記憶に残る鮮烈さはないだろう。

しかも、エッチはふだん隠している非日常的な恥ずかしい身体部分の接触なのだ。その行為に対する特別な感情は、子どものころから身についているに違いない。エッチは同じような裸に近い姿でする、ラジオ体操のような健全な行為の反対の極にある。

こうした事情があるので、ＥＤ治療薬を買おうとすれば、どうしても人目につかずに手に入れる方法が選ばれる。

とはいえ市販のＥＤ治療薬には、いかがわしさがつきまとう。効果が低いくらいならいいが、夾雑物《きょうざつぶつ》が混ざっていて、予想もしない副作用が出るリスクがないわけではない。そんなときに発売元にクレームをつけても、話になるかどうかわからない。

☑ 病院でED治療薬を求めるには

ＥＤ治療薬の購入には、原則的に医師の処方箋を必要とする。このように書くと、いかにも面倒くさそうだが、ＥＤは一般の病気とは異なる。保険がきかないため、診察に保険証はいらないし、１００錠でも２００錠でも、欲しいだけの量を買うことができる。

もともとは大きな病院の泌尿器科や泌尿器科のクリニックで処方されていたが、今では一般内科でも、眼科や歯科や耳鼻科《じびか》でも処方されるようになっている。さすがに婦人科や小児科《しょうにか》では処方していないようだが、それは頼みにいく人がいないせいだろう。

いちばん気楽なのは、会社の近所か自宅から離れた場所にあるクリニックの男性医師と親しくなっておき、

「先生、例の薬をお願いしますよ」

といえるようにしておくことだろう。自宅の近所のクリニックでEDだと知られると、都合の悪いことがあるかもしれない。

最初に行ったクリニックや薬局で不愉快な思いをしたら、そんなところへは2度と行かないようにすればよい。今日《こんにち》、ED治療薬はどこにでも氾濫《はんらん》している。

それより重要なのはED治療薬の種類の選択を医師に相談しなくてもいいように、それぞれの製品の特徴を理解しておき、希望する薬の名称を自分から指定して処方してもらうことである。そうすれば、余計なやりとりや面倒を避《さ》けることができる。

2018年2月に「ED診療ガイドライン第3版」が公表された。これは日本性機

ＥＤ診療の質問事項

Q. この４週間、性的行為の際、どれくらいの頻度で勃起しましたか
Q. この４週間、性的刺激によって勃起したとき、どれくらいの頻度で挿入可能な硬さになりましたか
Q. この４週間、性交を試みたとき、どれくらいの頻度で挿入できましたか
Q. この４週間、性交の際、挿入後にどれくらいの頻度で勃起を維持できましたか
Q. この４週間、性交の際、性交を終了するまで勃起を維持するのはどれくらい困難でしたか
Q. この４週間、何回性交を試みましたか
Q. この４週間、性交を試みたとき、どれくらいの頻度で性交に満足できましたか
Q. この４週間、性交をどれくらい楽しみましたか
Q. この４週間、性的刺激または性交の際、どれくらいの頻度で射精しましたか
Q. この４週間、性的刺激または性交の際、どれくらいの頻度でオーガズム（絶頂感）を感じましたか
Q. この４週間、どれくらいの頻度で性的欲求を感じましたか
Q. この４週間、性的欲求の程度はどれくらいでしたか
Q. この４週間、性生活全般にどの程度満足していましたか
Q. この４週間、パートナーとの性的関係にどの程度満足していましたか
Q. この４週間、勃起してそれを維持する自信はどの程度ありましたか

出所：ＥＤ診療ガイドラインより

能学会と日本泌尿器科学会によって、6年ぶりに改訂されたガイドラインである。

ここでは専門医でない一般医のために、**ＥＤの相談にきた来院者に、①病歴、②勃起機能、③合併症、④服用薬などについて、問診票に記入させることが推奨されている。**

糖尿病や前立腺肥大による排尿障害があれば、採血が必要になるかもしれないが、ＥＤ治療薬を処方する程度のことで、問診以外の検査をするヒマな医師はいないだろう。

もっとも患者側にとくに聞きたい心配事があれば、泌尿器科医のいる施設に行ったほうがいいだろう。

ED治療薬の選び方

☑日本の医療機関で購入できるのは3種類

２０２０年3月現在、**日本の医療機関で入手できるED治療薬には、「バイアグラ」（ファイザー）、「レビトラ」（バイエル）、「シアリス」（イーライリリー）という3種の製品がある。**アメリカで２０１２年から発売されている「ステンドラ」（ヴィヴス）は、日本では未承認だが、いずれも薬が作用する原理は同じである。

効き方については、すでに説明したように、脳が性的興奮を感じると神経から「一酸化窒素（NO）」が分泌されてペニスを勃起させる。NOは血管や筋肉に作用して「サイクリックGMP」を発生させ、GMPはペニスを弛緩《しかん》させて海綿体《かいめんたい》に大量の血流を送り込む。

これが勃起の仕組みだが、サイクリックGMPは「PDE5」という酵素に分解されやすい弱点がある。ED治療薬はNOの産出を増やすと同時に、勃起を維持するため

ED治療薬の種類と比較

	バイアグラ	レビトラ	シアリス
	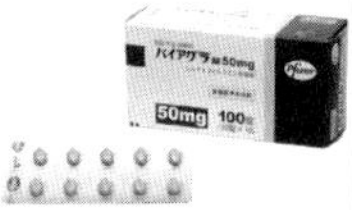	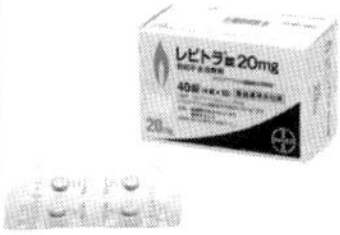	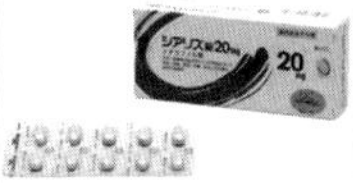
有効成分	シルデナフィル クエン酸塩	塩酸バルデナフィル 水和物	タダラフィル
国内発売開始日	1999年3月23日	2004年6月21日	2007年9月12日
錠剤の形状	青いひし形	オレンジ色の丸形	黄色の涙形
容量	25mg、50mg （ファイザー株式会社） ※ジェネリック50mg （東和薬品株式会社、 キッセイ薬品工業株式会社）	5mg、10mg、20mg （バイエル薬品株式会社）	5mg、10mg、20mg （日本新薬株式会社）
特徴	世界で一番最初に開発されたスタンダードなED治療薬。世界的に有名で安心感がある。特許期間満了後、同じ効果を得られるジェネリックが登場。	水に溶けやすい性質上一番速効性があり、吸収が早い人は15分ほどで効く。硬さが出やすいことも特長。ED治療薬シェア世界一。バイアグラやレビトラと比べてマイルドな効果で自然な効き目。	じわじわと長時間作用する。長時間作用する分、ほてりなどの副作用の出方は弱め。
服用のタイミング	性行為1時間前	空腹時は30分程度で作用 性行為1時間前	空腹時は20分程度で作用 性行為3時間前
作用時間	4～5時間程度 10mgは5～6時間程度	20mgは8～10時間程度 10mgは20～24時間	20mgは30～36時間
食事の影響	食事と併用すると効果半減の可能性あり。 食前30分前の服用がお勧め。	食事の影響は受けにくいが700kcalまでという条件あり。食前30分前の服用がお勧め。	食事の影響は最も受けにくいが条件あり。 食前2時間前の服用がお勧め。
副作用	顔のほてり、目の充血、頭痛、動悸、鼻づまりなど。	顔のほてり、目の充血、頭痛、動悸、鼻づまりなど。	頭痛、潮紅、ほてり、消化不良、背部痛、筋痛、鼻づまり、四肢痛など。

にPDE5が働かないようにする。

このようにED治療薬の原理は同じだが、違うのは①効果が出るまでの時間、②食事や飲酒との関係、③持続時間の3つである。読者は前ページの図表を見て、それぞれの製品の特徴を把握していただきたい。ある製品を使ってみて、自分に合わないと思えば、別の製品に代えてみればいいだろう。

特徴として、食事や飲酒がもっとも関係するのは「バイアグラ」だろう。酒を飲んで腹いっぱいになったときには効力を発揮しない。空腹時に飲用し、エッチを終えたあとに食事を考えなければならないだろう。

「レビトラ」は泥酔しないかぎり、食事と酒の影響を受けにくい。効果が10～30分程度で早く出るところも、この製品の特徴である。効果は強く、レビトラの20㎎はバイアグラの100㎎に相当する。バイアグラの50㎎で効果の出ない男性は、レビトラの20㎎を試してみるといいだろう。

「シアリス」の最大の特徴は、何といっても効果の持続時間が36時間という長さで、とくにヨーロッパではもてはやされているらしい。ひとたび効果が出れば、飲食しても関係がない。持続時間が長いので、2～3日置きに続けて飲めば、血管の働きをよくする効力もある。

「ステンドラ」は15分程度で効いてくる即効性が特徴で、飲食には関係がないとされている。衝動的に思い立って行動しようという「せっかちエッチ派」に向いているだろう。

なおＥＤ治療薬にも、人によって軽い副作用が生じることがある。顔のほてり、軽い頭痛、目の充血などが報告されているが、大事にいたることはない。まわりの景色がピンクや紫がかって見えることがあれば、飲んだ錠剤の単位が高すぎたのだろう。

それぞれの製品の1錠の価格は１５００～２０００円だが、病院やクリニックによって多少の違いがある。今は広くジェネリック製品が使われるようになっており、こちらのほうは１０００円程度と安くなっている。

専門医でも知らない　ED治療薬の効果的な服用法

☑ED治療薬の広い守備範囲

ＥＤ治療薬はもともとアメリカで、１９９０年代に狭心症《きょうしんしょう》の治療薬として研究・開発された薬剤だった。しかし治験《ちけん》をはじめてみると、期待されたほどの効果がなかったため、治験を中止して患者から薬剤を回収することになった。ところが患者たちが返したがらないので、理由を聞いてみると勃起作用があることがわかったのだった。

そこでメーカーのファイザーは、１９９８年に「バイアグラ」という商品名で発売。世界的な反響を引き起こし、日本でも需要が爆発的に高まったので、例外的な速さで認可されたのだった。

ＥＤ治療薬はこのような背景を持つ薬剤だから、全身の血行をよくし、心肺の機能を高め、全身を元気にする働きをする。テストステロンの低下や、血管の障害によるさまざまな生活習慣病にも効果があるが、問題はこうした症例の治療のためにＥＤ治療薬を常用するかどうかにある。

早ければ40代後半からはじまる排尿障害は、主として前立腺肥大による症状だが、ストレスが解消されない交感神経の作用や、NOの産出量の減少にもよるとされる。ここでもED治療薬が有効とされており、PDE5の「シアリス」を活用する治療法もある。

しかし、ED治療薬が年齢に関係なく効く点は注目すべきで、ある医科大学の医師の経験では**94歳の高齢者にも所定の効き目があったという**。

高齢者は一般に動脈硬化による血流量の減少、ペニスの縮小、テストステロンの減少などによってEDになりがちだが、ED治療薬による勃起が十分に望めるから、希望を捨てないで、生きている楽しさをいつまでも味わっていただきたい。

☑ED治療薬は心臓に悪いか

ED治療薬が心臓に障害のある男性にはよくないと信じている人たちがいるが、そんなことはない。ただ、狭心症や心筋梗塞《しんきんこうそく》の治療薬「ニトログリセリン」の常用者には飲用が禁じられている。

また①心血管系の障害がある人、②重い肝障害・腎障害・先天的な不整脈のある人、③低血圧（上が90）の人と、高血圧（上が１７０以上、下が１００以上）なのに治療を受けていない人、④過去６カ月以内に脳出血や心筋梗塞が起きた人は飲むべきではない。

このほか⑤高血圧・尿路結石《にょうろけっせき》・前立腺肥大による排尿障害の治療のため、「α１受容体遮断薬（アルファワンブロッカー）」を飲んでいる男性も飲用禁止とされている。また、ほかの薬を常用していて心配があれば、医師に相談しておけば、安心して使用することができる。

☑ED治療薬の究極の戦略トリモダリティ

器質性ＥＤの説明にあたって、まず糖尿病のケースを取り上げることにしたい。**糖尿病の患者はEDになりやすく、勃起能力が一種のバロメーターになる**。つまり、いったんＥＤになっても、病気が軽くなると、また勃起能力が回復したりする。

病気の重さにもよるが、専門家は糖尿病患者の40％に、ＥＤ治療薬は効きにくいといっている。こんなときには薬の単位を上げて、たとえば「レビトラ」の20㎎を飲んでみるのも1つの方法だろう。

もう1つ、**「ED治療薬のトリモダリティ」という劇的な方法**がある。これは「シアリス」の10㎎か20㎎を1錠飲み、1日おいた翌々日にもう1錠飲んでおいて、そのまた翌々日の女性に会う日に「レビトラ」の10㎎か20㎎を1錠飲む方法である。つまり、トリモダリティは5日がかりの戦略になる。

エッチの日を事前に計算しておけば、この「ED治療薬のトリモダリティ」という戦略を問題なく適用することができる。

このトリモダリティは、ED治療薬が効きにくい条件を持つ人たちや、ED治療薬の効き方に不満がある人たちにとって究極の戦略になる。それでもトリモダリティが効かないという人は、エッチをしようと画策するより、自分がすでに死体になっているのではないかと点検する必要がある。

第5章

なぜ、人は
エッチを
求めるのか?

エッチの文化人類学

EDは性に対して悩むことに大きく起因するが、性に悩むのはバカバカしいことである。本章では人類の性の歴史を振り返ることで、われわれ人類がいかにエッチで、性に対して貪欲であったかを改めて感じてほしい。

古人類が性交を繰り返して人類は生まれた♂

☑ ヒトはどのようにして現在にたどりついたか

人類は哺乳類《ほにゅうるい》のサル目（霊長類《れいちょうるい》）ヒト科に属している。つまり生物学の分類上では、サルの仲間に入っている。人類とサルの仲間の共通の先祖は、6500万年前に誕生したと考えられている。

人類は仲間だったオランウータン（専門家は「オラン」と呼んでいる）と1400万年前に分かれ、ゴリラとは900万年前に分かれ、さらにチンパンジー（専門家は「チンプ」と呼んでいる）とは700万年前に分かれたとされる。

ヒト科がたどった道については、さまざまな曲折《きょくせつ》があったらしいが、証明されたもっとも初期の直接の祖先は、400万年から200万年前までアフリカに生息していた「アウストラロピテクス」（「南のサル」という意味）だった。この種で、もっとも有名なメスの「ルーシー」のほぼ完全な骨格が、エチオピアのハダール村で発掘され

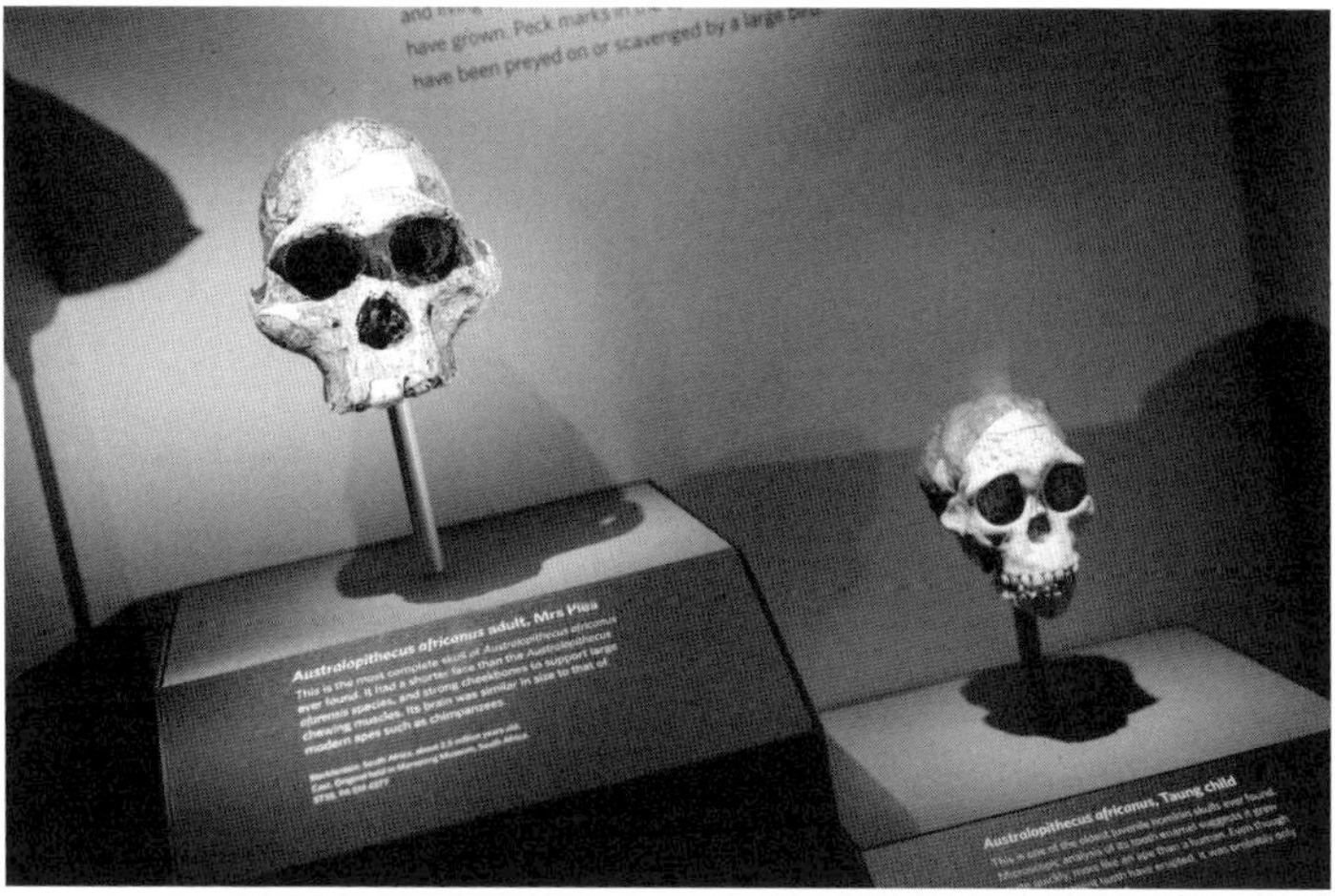

イギリスロンドンの自然史博物館に展示されている「アウストラロピテクス・アフリカヌス」の頭蓋骨。(stockfoto)

ている。

この骨格を「ルーシー」と名づけたのは、骨格を発見した国際発掘チームが、その夜、大騒ぎの祝いをして、ラジカセでかけ続けた曲が、ビートルズの『ルーシーはダイヤモンドを抱いて夜の空』だったことによる。

古人類の骨は国際的な番号をつけられているが、重要な骨格はわかりやすいように「ルーシー」とか「トゥルカナ・ボーイ」というようなニックネームで呼ばれている。「トゥルカナ・ボーイ」はケニアのトゥルカナ湖のほとりで発掘された、背の高い少年の骨格である。

このように人類の祖先がアフリカで

生まれたことは、今や疑いようがない。

サルとヒトの最大の違いは、ヒトが立って両足で歩く、いわゆる「直立2足歩行」をするのに対して、サルの仲間は前足で握りこぶしを作り、それを地面について4本足で歩く、いわゆる「ナックルウォーク」をすることにある。

☑ネアンデルタール人とクロマニョン人

われわれが中学や高校で学んだように、240万年前から200万年前までのアフリカで、さらに進化して道具を作った「ホモ・ハビリス」(「器用なヒト」という意味)が生息し、180万年前から20万年前のアフリカで、火まで使った「ホモ・サピエンス」(「知恵のあるヒト」という意味)が生息した。このホモ・サピエンスがアフリカを出て、世界各地に広がったのだった。

アジアに住んだ「ホモ・エレクトゥス」(「直立するヒト」という意味)や、ヨーロッパと中東に住んだ「ネアンデルタール人」もホモ・サピエンスの仲間だった。ホモ・エレクトゥスは100万年前から10万年前まで生息し、ネアンデルタール人は40万年前から3万年前まで生きていた。

新しい人類だった「クロマニョン人」も、ホモ・サピエンスの仲間として、北アフリカとヨーロッパで生きていた。彼らは長らく現代人（ホモ・サピエンス・サピエンス）の直接の先祖とされていたが、今ではクロマニョン人は3万5000年前に出現し、1万年前に絶滅したとされている。

どうやら**現代人は何種類もいた新人の子孫らしい**。

ネアンデルタール人という名前の由来は、化石人骨がドイツのネアンデル渓谷《けいこく》で発掘されたことによっており、クロマニョン人のほうは南フランスのクロマニョン洞窟から発掘されたことによっている。どちらも鉄道を通す工事中の発掘だった。

☑ネアンデルタール人のDNA

EDの治療法を説明する書物で古人類の歴史をふり返った理由は、旧人のネアンデルタール人と新人のクロマニョン人を代表とする種が、少なくとも5000年間にわたって、地球上の各地で共生していたことにある。

この2種類のヒト科の体型と顔つきは、相互間で相当に違っていたと思われる。ネアンデルタール人はがっしりした体つきで、大きな頭を持ち、額《ひたい》が前方に突き出ていた。現代人の脳の大きさは約1450立方センチだが、ネアンデルタール人の脳は1600立方センチもあり、肌は白くて、頭の毛は金髪か赤毛だったとされる。

ネアンデルタール人は脳が大きくても利口だったとはかぎらず、ものごとを抽象化する能力を持っていなかったらしい。

クロマニョン人のほうは背丈《せたけ》が高く、現代人とそんなに変わらない体型と顔を備《そな》えていた。彼らは抽象化の能力を持ち、住み家の洞窟に絵を書いたり、さまざまな道具を作ったりした。末期のネアンデルタール人は死者を埋葬《まいそう》し、首飾りまでつけた痕跡があるが、それらはクロマニョン人を真似《まね》た風習だろうと考えられている。

2つのヒト科の外形は大きく変わっていたのだから、互いに見違えるはずがなかっただろう。彼らはケンカをしなかったらしいが、互いに近寄らないようにして、

「変わったかっこうをして、おかしな顔をしたヘンなヤツら」

と、いくぶんバカにして見ていただろうと考えられていた。

ところが衝撃的な研究が発表されたのは、2010年のことだった。**ネアンデルタール人とクロマニョン人が、混交していたことがわかった**のだった。

スケベなクロマニョン人のオスが、淋しい思いをしていたネアンデルタール人のメスに言い寄ったのか、気の多いネアンデルタール人のメスが、誰でも相手にする節操

人類の進化

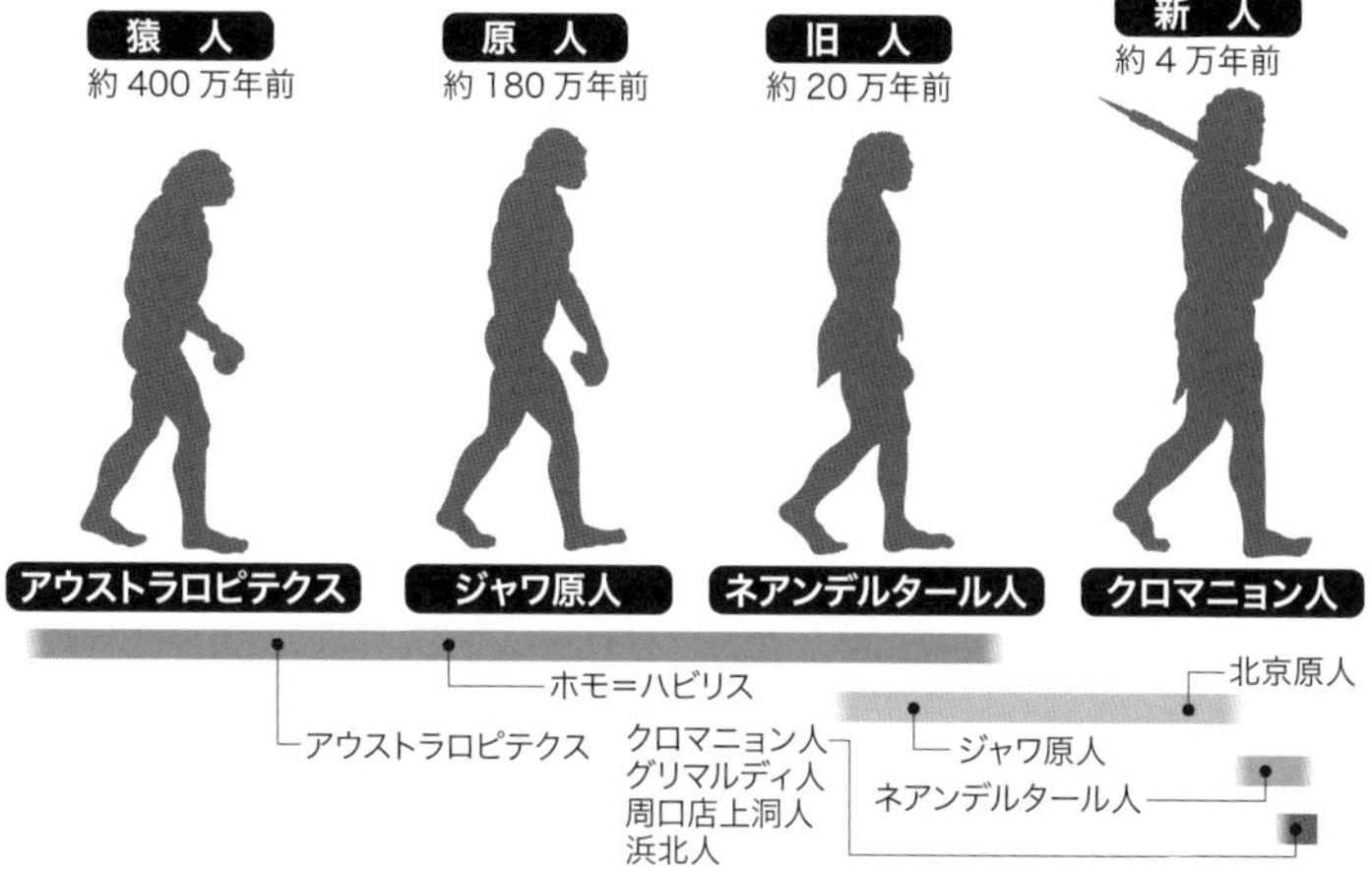

のないクロマニョン人のオスをたぶらかしたのかはわからない。

　われわれから見ると異様に思える両者の交接は、わりと一般的だったらしい。彼らの交接が、めったに起きない限定的な現象だったら、われわれのDNAに両者の交接の痕跡が残らなかっただろう。現代人のDNAには、ネアンデルタール人のDNAが平均して2%残っており、ヨーロッパ人に比べて、東アジア人のほうに比率が高い。

　こうして見ると、**何万年も前のわれわれのご先祖も好奇心が強く、冒険好きでわいせつで、メス好きとオス好きの性質を持っていた**としか思えない。

人類はどうして衣服を身につけたのか？♂

☑寒さをしのぐために衣服を着たのではない

初期人類は裸でいたのに、のちの人類はどうして衣服を身につけるようになったのだろうか。いうまでもなく、衣類を身につける動物は人間しかいない。

「寒さを防ぐため」というのが、もっとも一般的な回答だろうが、人類学者や考古学者はそのようには考えない。

１５２０年、ポルトガルの航海者マゼランは、世界一周の航海の途中で、南極に近い南アメリカの南端にあるフエゴ島を発見した。そこは氷河湖もあるくらいだから、年間を通じて涼《すず》しいか寒冷な気候が続いていた。ところが、そんな寒い土地に住むヤーガン族は、たき火にあたることはあっても、ほとんど裸で暮らしていたのだった。

アフリカでいちばん高い山は、知る人も多い標高５８９５メートルのキリマンジャロである。１８４７年、この山に登ったドイツの３人の宣教師が、山頂近くの気候は冷涼で、万年雪が残っていたと報告した。しかし当時は、赤道に近いアフリカの山に雪が降るとは誰も信じなかったのだ。

たしかにキリマンジャロの山頂近くには、いくつもの巨大氷河があったくらいだから、今と同じに寒冷だったに違いない。ところが、そんな寒いところにも、裸で暮らす人たちがいたのである。こうしてみると、**人類の肌は寒さに強いと考えることができる。少なくとも寒いから、衣類を身につけたわけではなさそうなのだ。**

もうひとつの平均的な答えは、外傷から身を守るためだったということだろう。しかし、密林や植物の生《お》い茂《しげ》った環境や、危険な環境に住まないかぎり、外傷をそんなに心配することはなかったはずである。

☑ 社会的地位を示した衣類

衣類は時間が経《た》つと朽《く》ち果ててしまうので、遺物として残ることはない。だから人類はいつから、どんな理由で衣類を身につけたかという問いには、実証的に答えることはできない。

現代の学者たちは未開社会の研究などから、人類は社会的地位の高さを示すために、鳥の羽やイレズミ、装飾品を身につけたらしいと考える。つまり衣類は、社会で高い地位にあることを示す、いわば象徴的な意味を持っていたのではないかと推測されている。

その衣類が衣服に発展したというのだが、偉くもない普通の人たちは、何か特別の日だけ衣類をまとったらしい。たとえば、めでたい祭りの日や悲しい喪《も》の日に身につけるものだったらしいが、やがてそれが一般化したようなのだ。

ひとたび衣服が日常生活に採り入れられると、人々は身分を示すためや魅力を示すために、どれほどの経費を使い、どれほどの努力をしてきたか。ここにも人間と、人間の社会集団の特徴を示す一面がある。

衣服にどんな成立の理由と歴史があろうと、今やそれらは**女性のもっとも中心的な関心を占め、個性や身体的魅力を表現する道具になっている。**さらに**男性たちの性的関心をひき、魅了する絶妙の道具となっている。**

人類はどうして下着を身につけたのか？

パンツという神秘的な薄い布

エッチに際して義務意識と劣等意識を持ち、にもかかわらず女性に対する関心を放棄することができない男性は、いくつになっても女性のパンツに対する関心を捨てることができない。

「朝、電車に座ったときに向かいの女性のパンツがちらりと見えると、今日はなんというういい日か、がんばろうという気になりますね」

という中年男性がいた。

また別の男性は、道路で転倒した老人を背負って交番まで連れていき、救急車を呼んでもらったという。そのあと、彼は階段を降りて地下鉄に乗ったのだった。

「地下鉄のシートに座ると、僕のあとから黒のスーツを着た背の高い美人の女性が入ってきて、斜め前の席に座ったんですよ。そのとき、ちらりと白いパンツが見えたんで、やっぱり他人のために尽くすと、いいことがあるもんだなあと実感しましたね」

というのだが、ここで女性は誤ってはいけない。男性が女性のパンツを見たがるのは、女性の性器を見ることと関係がないからである。彼は女性の真実（性器）を守っている1枚の薄い下着に関心があるにすぎない。女性の真実は男性の幻想の底にしまいこまれていて、直《じか》に見るべきものではないと尊敬されている。

☑ 派手なパンツは男性を刺激するか

ここでひとこと付け加えれば、ふつうの男性は親密な交際相手に、派手なパンツをはかれることを好まない。若い女性が「勝負パンツ」という、女性誌の特集の影響を受けたようなことを信じているとすれば、男性の心情を理解していない。

あからさまな刺激を期待する風俗の世界を別として、男性は好きな相手にTバックをはかれることも好まないだろう。建築業の男性が彼女と居酒屋で、いっぱいやりながらTバックについて話しあっていたとき、彼女が、

「私はダメなのよ。あんなパンツをはくと、てきめんに風邪をひいちゃうから」

といったと、じつにうれしそうに話してくれたことがある。

一般の男性は、大切に思う女性を清潔な存在だと感じたがっている。だから、派手なパンツをはいてほしいとは思っていない。昔の流行歌の文句ではないが、男性にはこのように「純情一途《じゅんじょういちず》」な面があり、それが致命的な弱点となっている。

☑人類はいつからパンツをはくようになったか

旧石器時代の人間は衣類を身につけても、パンツをはかずに、裸足《はだし》で歩きまわっていた。それでは人類は、いつごろから、どうしてパンツをはくようになったのだろうか。

歴史書では前3000年、つまり、今から5000年前のメソポタミア南部のテラコッタの像（粘土を素焼きにしてつくった像）やレリーフ（浮き彫り）に、パンツをはいた女性の姿が表現されているという。

衣服のすそが太ももにからみつくのを防ぐため、ヒツジの皮で作った下ばきをつけていたらしく、皮のベルトがついていたそうだ。そのテラコッタの像とレリーフは、ルーヴル美術館に収蔵されている。

パンツが普及したのは14世紀のイタリアで、利用者は流行に目ざとい女性だから、あっという間に広がったのだろう。ヴェネツィア市の守護聖人パンタレオーネが、パンツの語源になったとされている。市の守護聖人の女性が、女性の秘部の守護神になったわけである。

人類が衣服を身につけたのは、メソポタミア時代より何万年も前のことだった。それなのに、**どうして人類は何万年もの間、パンツをはこうとする思想を持たなかったのだろうか**。パンツとは、それほど考えつくのが難しい発明品だったのだろうか。

☑ 何万年間も必要とされなかったパンツ

パンツは衣類に比べれば、よほど簡単な製作物だったに違いない。アダムとイヴはたった1枚のイチジクの葉っぱで、パンツの代用品を思いついたくらいなのだ。考えるまでもなく、これほど単純な衣類はないだろう。

現代人の感覚からすれば、衣服より早くパンツを考えだすのが当然のように思われる。それなのに人類がパンツを考えつかなかったのは、そんなものを必要だと思わなかったからだろう。25万年前にクロマニョン人が出現して以来、人類は知恵を絞って必要とされるものを作り出してきた。

未開社会の研究が示すように、人類の男性は比較的早くから、ペニスをカバーしてきたらしい。そのためには植物の葉や茎《くき》、タケの茎で作ったケースなどが使われてきた。それなのに女性はどうして、性器を隠そうとしなかったのだろうか。男性の性器が突き出しているのに、女性の性器は隠れているからだろうか。

裸で暮らしていた未開の社会集団の記録には、女性は立ったり座ったり、行動したりするときにも、性器が見えないような気遣いをしていたとされている。そうしてみると古代人類の女性も、性器をさらけだしてはいなかったのだろうと推測される。

哺乳類《ほにゅうるい》のメスは性器をさらけだしているのだから、性器を見えないようにするのは、直立姿勢をとるようになった人類だけの性意識か美意識のせいだろう。もっとも動物のメスは前足を自由に使えないのだから、どんなに性器を隠したくても隠す技術がないわけだが。

結論をいえば、人類は何万年もの間、女性の性器を隠す必要を感じなかったのだ。未開社会には、母親が尊重される母系社会集団もあったのだから、女性が性器を隠さなかったのは男女の差別意識のせいだとは思いにくい。

つまり人類は何万年もの間、女性の性器を隠そうと思いもしなかったのだろう。地球上に広く普及していた社会通念を打破するパンツという革命的な下着が出現したのが、ルネサンス最中《さなか》のイタリアだったことは、偶然の一致だとは思えない。

☑パンツが生んだ挑発的性意識

はじめてパンツをはいた成熟した女性は、どんな気持ちになったのか。そこには街路のほこりなどを遮断したり、生理のときに便利だったりするという実用的な意味や、流行の先端をいっているという意識があったのだろう。

しかし**パンツをはいた女性には、局所を隠すことによって生じる、男性に対する性的・挑発的意識があったのではないだろうか**。それこそまさに女性の意識の革命的変化だったに違いない。

それ以前の男性は、衣服を着ている女性の秘所に特別の意識を持たなかっただろうが、パンツという真実をガードする下着の存在を知ったあとには、否応《いやおう》なしに女性の性器の存在を意識させられたはずだ。

そして、それを象徴する下着をはぎとらざるをえないという、男性のプライドと義務感をかけた意欲がわいてきたのではないだろうか。

だからこそ、パンツはのちの16世紀のイタリアで女性用の下着として普及し、フランスやイギリスにも伝わり、さまざまな呼び名で呼ばれたのだった。ただし足の入る穴が2つあったことから、いずれも「s」をつけて複数扱いをされたことに変わりはなかった。

女性のパンティがイギリスでは「ドロワーズ」と呼ばれ、第二次世界大戦以前の日本では「ズロース」と呼ばれていたことは、年配の人たちなら知っているだろう。「ドロワーズ」とは英語の「draw（引っ張る）」から出た言葉だから、パンツは上か下かのどちらかに引っ張る下着だったのだ。

ヒトは何のためにエッチをするのか？

☑繁殖期を持たなくなったなったヒト

誰もが知るように、人間の男女の関係と、ほかの動物のオスとメスの関係は逆転している。人間以外の動物では、一般にオスがメスをひきつけるために身を飾《かざ》り、メスはオスの見せかけにひかれて交尾する。

人間と人間以外の動物の最大の違いは、動物では交尾《こうび》はメスの繁殖周期《はんしょく》に支配されていることにある。メスが繁殖期を迎えないかぎり、オスは交尾できないどころか、メスもオスも異性に何の興味も示さない。しかし、メスに繁殖期が訪れたことを知ったオスは、生殖腺《せいしょくせん》に刺激を受け、性ホルモンを分泌して交尾のための戦いに突入する。

それに対して人間には特定の繁殖期がなく、いわば1年中、繁殖期を迎えている。つまり、いつでも交尾態勢にあることが、子孫繁栄《しそんはんえい》という動物本来の目的をぼやけさせているのではないだろうか。

動物に繁殖期があるのは、メスが子どもを育てやすいシーズンを感知するからである。メスは気温や日照量のような環境の変化に応じて、性ホルモンを分泌してオスを受け入れる準備をする。このように見ると動物のメスの目的は交尾でなく、子孫の繁栄にあることがわかる。

☑動物のメスはなぜエッチをするのか

しかし、動物のメスは子孫繁栄のために努めなければならないと本能的に感じて、長期間の妊娠と育児という気の重そうな仕事に立ち向かうのだろうか。そもそも、じっとしていて動けない交尾状態は、外敵に襲われやすい危険な状況である。動物たちはそんな危険な状況に、どうして、あえて身を置くのだろうか。

さらに進化の早い段階にある生物たちは、何を感じて繁殖に励《はげ》むのだろう。たとえばイソギンチャクは交尾せずに、体内や体外で受精活動をし、卵を海水中に放出する。このときイソギンチャクは、

「私は子孫繁栄のために、命をかけて努力しなければならないのだわ」

とでも思っているのだろうか。

たとえばカマキリのメスは、交尾したまま、オスを頭からかじることがある。交尾しようとするオスには、少なくとも命を失うかもしれないという決死の覚悟が必要だろう。それともカマキリのオスは頭が悪くて、あとさきのことを考えずに、メスの術策に陥《おちい》るのだろうか。

サケのオスとメスは、生まれ故郷の川をはるばるさかのぼり、目的地に着いたとたんにメスは産卵し、オスはそれに放精する。映像で見ていると、その一瞬、オスもメスも大きく口を開けて、あえぐような動作をする。

下等動物も魚も昆虫も、繁殖活動に命をかける。このときの彼らは本能に導かれて行動するのだろうが、子孫繁栄を必死に願っているとは思えない。

あるとき動物学者に、

「生物は気持ちがいいから、繁殖行動をとるのではないですか」

と質問したら、笑い飛ばされてしまったが、そうかそうでないかは、どちらも証明できないことに変わりはない。

いずれにしても、**人間は子孫繁栄という大目的を放棄し、エッチの快感だけを保存してきた怠惰《たいだ》で幸福な種族**ではないだろうか。ただ、その幸福な状況が、男性のＥＤという悲惨《ひさん》な現状を生むにいたっている。

フロイトのいうように、

「エロス（愛の女神）はタナトス（死の神）と結びついている」

のだろうか。

☑妊娠をこわがるヒト

動物ではオスが身を飾るのに対して、人間では女性が衣服を変えたり、化粧法などを変えたり、ふるまい方まで変えて男性を刺激し続ける。彼女たちの最強の武器は、身体的魅力を強調できる衣服とアクセサリーと香料である。動物とは逆に、ヒトのオスはメスに操作されている。

理由はわからないが繁殖期をなくした人類は、寒かろうと暑かろうと1年中、エッチができるようになっているため、ふだんは子孫のことなど、まったく頭に入っていない。

それどころか、迫《せま》った女性から、

「今夜は妊娠するかもしれない」

などといわれると、とたんに欲情が萎《な》えて、コンドームの準備がなければ、風俗にいくか、オナニーに切り替えるしかないと考えるかもしれない。いずれにせよ、その女性に無理にエッチを迫ることはないだろう。

女性のなかには妊娠のリスクをほのめかし、イヤな男性を撃退するために利用する人たちがいる。さらには生理日であることを暗示して、

「今日は女の子なの」

などといって、切り抜ける人たちもいる。

つまり**ヒトは繁殖どころか、エッチ自体を目的として異性に接触することができる生物に進化した**のだった。子孫を残すために絶対的に必要だったエッチは、人間の男女では子孫繁栄と無関係な、性的快楽を追及するためのゲーム（遊戯《ゆうぎ》）になっている。

Column

なるほど！性知識

「月夜に釜《かま》を抜く」の本当の意味

昔の「いろはカルタ」には「月夜に釜を抜く」という、誠に難解な文句があった。

「明るい月夜でも、油断をしていると、ごはんを炊《た》く大事なお釜を盗まれるから、用心しろということだ」

という答えが大人たちから返ってきた。いろはカルタのなかには、「月夜に釜をぬぐ」と変更して、月夜に1人の人相の悪い男が、頭にかぶったお釜を脱いでいる絵がついていたが、男がなんでお釜をかぶっているのかはナゾのままだった。

あるとき古川柳の研究家から、「月夜に釜を抜く」とは、

「女房が亭主に、今夜は月のさわり（生理日）だよといったら、亭主に背後から強引にカマをぬかれてしまった（肛門性交をされてしまった）という意味で、女房も用心しなければならない、ということなんだよ」

という説を聞いたことがある。なるほど。ならば、江戸時代の日本人はエッチの回数で世界26カ国の最下位に甘んじているような人たちではなかっただろうと思われる。

なお、男性のなかには、肛門性交をした相手が前日に赤飯などを食べていると、亀頭のくぼみにアズキの皮がくっついてこないかと心配する人がいるが、そんなことは絶対に起こらないので、心配するにあたらない。

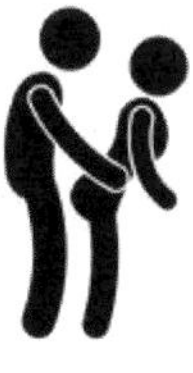

繁殖以外に交尾する動物

☑平和主義者ボノボの疑似エッチ

長い間、人間のほかに繁殖期以外にも交尾をする動物はいないと考えられてきた。ところが新種のチンプが発見されたのは、1928年のことだった。アフリカのコンゴで発見された小型のチンプは、最初のうちは「ピグミーチンパンジー」（専門家は「ピグチン」と呼んでいた）と呼ばれたが、今では「ボノボ」と名づけられている。

30年前にボノボの研究をはじめたのは日本人の学者たちで、ボノボは驚異的な習性を持っていたことがわかった。**平和主義者の集団であるボノボは、個体同士の間に緊張感が高まると、疑似《ぎじ》的な交尾行動（つまり本物の交尾でない、かたちだけの交尾）をして見せたのである。**

彼らはオス同士なら尻をくっつけあい、メス同士なら性器をこすりつけあったのだった。ボノボ同士のケンカがほとんど観察されないのは、この疑似交尾行動によると思われている。つまり交尾行動は妊娠という本来の意味をはずれ、儀礼的な社会行動に組み込まれていたのである。

もうひとつ驚異的だったのは、**ボノボのオスとメスが向かいあう正常位で交尾する**ことだった。それは恥ずかしいくらい人間の行為に似ているという。ボノボが発見されるまで、正常位をとるのは人間だけだと考えられていた。ボノボはどうして正常位による交尾をするようになったのだろうか。

☑ 人間の言葉を理解できたボノボ

アメリカの認知科学者スーザン（スー）・サベージ＝ランボーが20年間も生活をともにしたカンジというオスのボノボは、1000語もの単語を自然に学び取り、発音はできなくても人間の会話（つまり音声《おんせい》）を理解するようになった。日常生活で発揮されるカンジの能力には、信じられないほどのものがあったのだ。

スーによれば、ボノボたちの間には、ある種の人間の言語による会話が成立していたという。類人猿のなかでボノボが特異なのは、前足にものを持ちながら、かなりな距離を後《うし》ろ足だけで立って歩けることにある。

学者たちのなかには、2足歩行ができる能力がボノボに言語を理解できるようにし、正常位を可能にしたのではないかという人たちがいる。この理論は**ヒトが2足で立ち上がらなかったら、言語も正常位も可能でなかった**ことを暗示するように思われる。

☑動物はエッチや育児を学習するのか

20世紀後半に日本の行動学者（エソロジスト）たちが明らかにしたのは、ニホンザルの仲間では交尾も育児も本能による行動でなく、親や群《む》れから学ぶ学習による行動だということだった。

たとえば、ニホンザルの子どもを群れから離して飼育すると、成長してからメスに会わせても、性衝動を示しはするが交尾が成立しなかった。群れのなかの子ザルは、親が交尾をしていても関心を示さず、身体をかいたり横を向いたりしているが、学ぶべきことはちゃんと学んでいるのだろう。

サルのメスも同じことで、群れから離して1頭だけで育てると、はじめて生んだ子どもをこわがって、投げ捨ててしまうことさえあるらしい。これは育児も本能でなく、学習であることを示している。それでも2頭目の子どもになると、ふつうに育児に励《はげ》

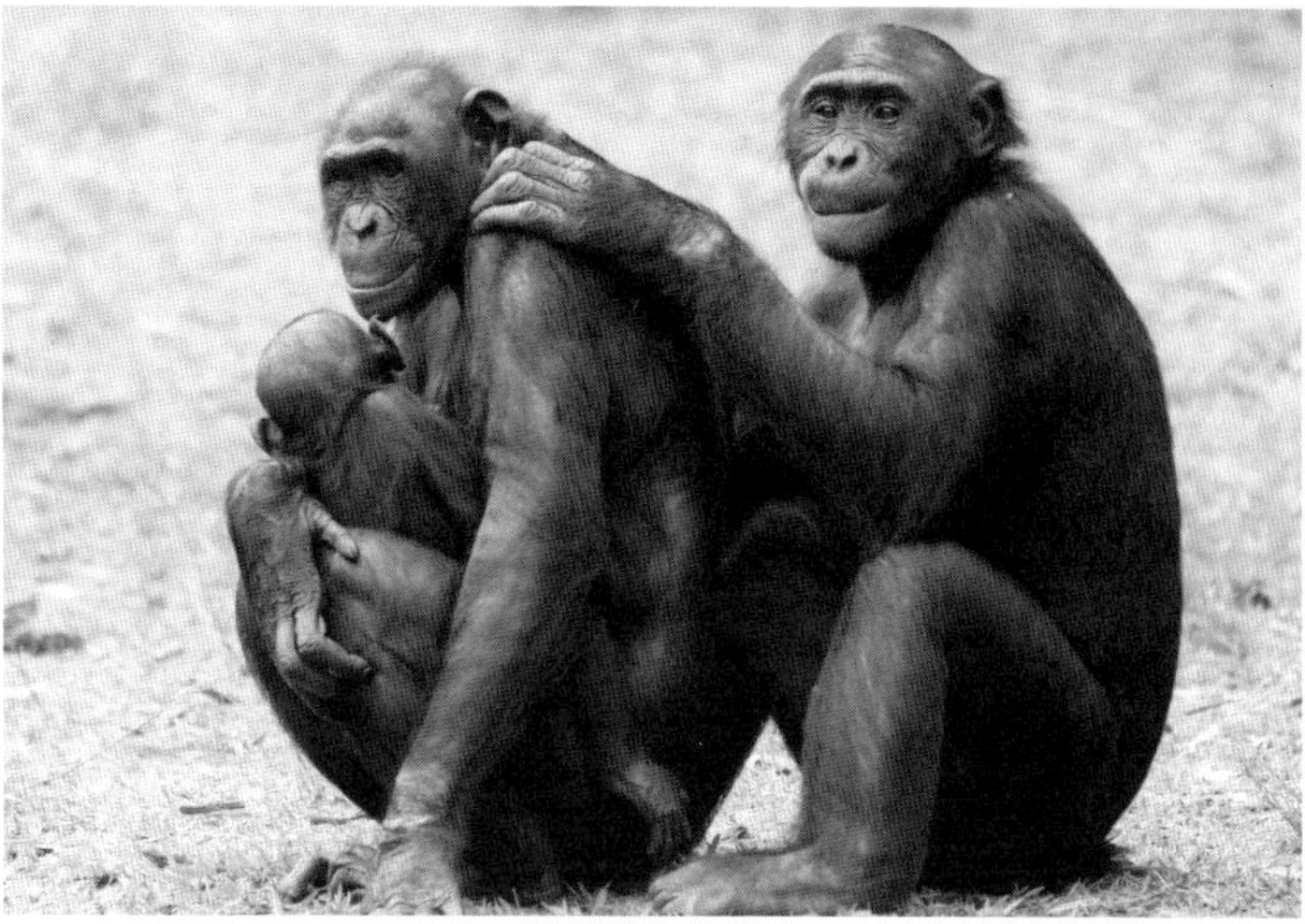

コンゴ民主共和国の ローラヤボノボ国立公園に生息するボノボのグループ。(stockfoto)

むというから、教わらなくても自分で学習するのかもしれない。

以上の観察は、進化の進んだ霊長類では学習しなければ、交尾さえできないらしいことを示している。魚、カエル、トカゲ、スズメ、イヌ、ネコが、だれにも教わらないで繁殖行動をとるのに対して、**進化は高等哺乳類＝人類の本能的行動を弱めて、教わらなければエッチもできない情けない存在にしたらしい。**

20世紀後半の諸科学は、動物の行動が学習によって身につくことを明らかにし、それまでのゴールドスタンダードだった「本能」という領域をとことん狭くしてしまったのだった。

Column

なるほど！性知識

手話を身につけたチンプ

１９６０年代に、メスのワショーという名のチンプの幼獣に「アメスラン」という英語の手話を教えこみ、人間と手話で会話ができるようにしたのは、アメリカのアレンとベアトリスというガードナー夫妻だった。

人間のような声帯のないチンプは、人間の言葉を発音することができないが、ワショーは約３５０語の手話で人間と意志を通じあうことができたのだった。


朝になって夫妻が檻《おり》に近づくと、ワショーは手話で飲み物がほしいと習慣的に伝えるようになった。そこで夫妻がコップに水を入れて渡すと、ワショーは手話で、

「違う違う、わたしがほしいのは、ただの水ではない。甘い水がほしいのよ」

と意志を示したのだった。彼女はコーラを飲みたがったのだ。


また、ワショーは檻から出て、夫妻と散歩したがった。ある日、夫妻が手話で、

「外にはこわいイヌが牙をむきだしていたよ」

と伝えると、ワショーは手話で、

「ノー、ノー、今日は散歩になんか行きたくないわ」

と意志を伝えたと報告されている。


ワショーはオクラハマ大学の霊長類研究所で、18頭のチンプたちとも手話で意志を伝えあうことができるようになった。


それではワショーは仲間のオスのチンプに手話を使って、

「私はあなたが好きなのよ。お願いだから、あなたのペニスを私に挿入してくださらない？」

と、そそのかしただろうか。交尾という本能的な行動については、チンプは面倒くさい人間の会話の道具を使わずに、遺伝子に組み込まれた手っ取り早い直接的な行動をとったに違いない。

ヒトはどのようにエッチのしかたを学ぶのか？

☑ 人間もエッチのスタイルを学習する？

ところで、人間も正常位というエッチのスタイルを学習によって学ぶのだろうか。この問いには人間の幼児をどこかに隔離《かくり》して、ひとりきりにして育ててみなければ答えることはできない。この幼児が性的成熟《せいじゅく》に達したところで女性に引き合わせ、彼がどのような性行動をとるかを観察するのが1つの方法だろう。

もちろん、人間の子どもをこのような実験にさらす計画は、倫理《りんり》的な見地から許されない。それ以上に人間の発育過程はあまりに複雑なので、幼児をひとりきりで育てる実験をしてみても意味がないことがわかっている。

高等哺乳類＝人間では、単純な実験をしてみても、どの行動が遺伝的行動（DNAに支配される生まれつきの行動）で、どの行動が学習による行動かを判定することができないのだ。

18世紀のフランスで、ベルナルダン・ド・サン＝ピエールという作家が『ポールとヴィルジニー』という小説を書いた。舞台はマダガスカルから離れた絶海の孤島だった。

船が難破《なんぱ》して孤島に流れついた男の子のポールと女の子のヴィルジニーは、やさしい母親たちのもとで育てられ、やがて恋に陥《おちい》る年齢になる。2人は純粋に愛しあうが、現実にどのようにして愛を表現していいかわからない。

つまり、これは純愛の物語だが、皮肉な人にいわせると、純愛とはもっとも欲求不満な愛だということになる。

この小説のテーマは、「人はどのようにしてエッチのしかたを学ぶのか」ではないが、2人の愛の表現の素朴さ、つたなさが多くの女性読者を感動させてきた。しかし現実に、人間が独力でエッチのしかたを習得するのか、という問いに答えることができるのだろうか。

☑ 未開社会の性生活の記録

おそらく初期人類の子どもたちは、2本足で歩く群れの成人たちから性行動のスタイルを習得し、自然に受け継いできたのだろう。**初期人類のオスとメスはごく自然に向き合って抱擁《ほうよう》しあい、そのまま正常位に移ったのではないだろうか。**

それを推測できる資料として、イギリスの人類学者ラドクリフ＝ブラウンや、ブロニスワフ・マリノフスキの未開社会の研究がある。

マリノフスキの『未開人の性生活』には、20世紀はじめのニューギニアのトロブリアンド島で見られた未開社会の生活の細部が記録されている。

この島では、子どものときから「性的自由」が許されていたが、そこには常に社会的な規制が敷《し》かれていて、無制限に許されるわけではなかった。島には身分制度があり、身分を超えたエッチと結婚や、夫婦間以外のエッチは禁じられていた。こうした規制が破られることがあるのは、当事者が相手に悪い呪術か呪文をかけたせいだった。

エッチは夜間、ひそかに行なわれるだけで、昼の明るい場所で行なわれることはなかった。彼らは何しろ狭《せま》い粗末《そまつ》な家屋に住んでいたため、両親がエッチをする横には子どもたちが眠っている。子どもたちが眠らないでいると、エッチをしようとする親がマットをかぶって寝ていろとしかりつける。

島の体位では、女性が仰向けに寝て足を広げ、ヒザを立てる。男性は女性の前に座り、ひざまずくかうずくまるかして、女性の身体を自分のほうに引っ張り、身体を密着させる。ここで女性は足を伸ばし、男性は女性の足を手で外側から抑えつける。

いちばんポピュラーな体位は、女性が開いた足を、座った男性の両方の太ももに乗せるスタイルだった。女性が足を大きく開いたときには、男性は後ろ向きに寝て女性の片足を腰の上に乗せる。つまり、男性は後ろにもたれるような姿勢でエッチをし、彼が横向きになったときに、女性は片足を上げて男性の身体の上に乗せる。

☑ オーガズムを急ぎすぎる文明人

この体位をとると音を立てないし、場所もとらないので、家で同居人の目を覚まさないメリットがあるとされていた。エッチの前には熱烈なオーラルセックスも行なわれ、交接中の男女は交互に腰を水平に動かす「水平運動」をした。

文明圏の正常位は軽蔑《けいべつ》され、

「男が上に乗っかって抑えつけていれば、女は応じようがないだろう」

といわれたという。

エッチでは、もっぱら女性がサービスをすることになっていた。女性のほうが男性に労力をかけないようにして、エッチの時間を長びかせる努力を払っていたという。

男性はあまり動かないようにして、女性が絶頂に達するまでの時間稼ぎをした。

「白人はあまりにオーガズムを急ぎすぎる」

と彼らは考えていたらしい。女性が絶頂に達しそうになると、男性は女性を抱き起こし、女性は男性の身体に腕を巻きつけて、爪を突き立てたりもした。

日常生活でも、男女ともにエッチに対する欲望があることが示されたが、妊娠した女性と生理のときの女性はエッチをしなかった。生まれつき色素の少ないアルビノは、ふだんは嫌われて避けられたが、エッチの対象からはずされることはなく、老婆もチャンスに恵まれた。

20世紀はじめのトロブリアンド島では、島民たちは上半身裸で暮らしていた。男性は局所を白い布で隠し、女性は腰に植物の葉で作ったスカートをつけていた。しかしパンツはつけていなかったし、いつも裸足《はだし》で出歩いていた。

☑ 挿入しても動かさない

トロブリアンド島は南太平洋のオセアニアのなかのメラネシアに属している。オセアニアはオーストラリア大陸を含むポリネシアと、ニューギニアを含むメラネシアと、カロリン諸島を意味するミクロネシアから成り立っている。

数え切れないほどの島々からできているオセアニアでは、似たような社会生活が営《いとな》まれていたように思われる。たとえば性生活では、ポリネシアン・スタイルが知られていた。これは男性に負担をかけずに、エッチを長びかせようとする方法だった。

ポリネシアン・スタイルでは、事前のペッティングに1時間もの時間をかけたという。エッチの体位では、女性は男性の右足を自分の太ももの間に挟み込み、自分の右足を男性の腰に乗せて、男性の左足とからませる。

男性はペニスの挿入後、30分間は腰を動かさないで、いわゆるピストン運動をしない。その間、抱擁と愛撫《あいぶ》を続けるというが、女性には次々とオーガズムが訪れるという。この体位はトロブリアンド島の体位と類似点を持っている。

島民はこの時間をかけるエッチを5日間に一度しかしないという。

なお、オセアニアの未開社会では、精液は腎臓でできると信じられていて、精嚢《せいのう》（睾丸）がどんな役割をするかについては、誰も関心を持っていなかった。かつての日本でも、性が衰《おとろ》えると腎臓が悪くなったと考えて、今のＥＤを「腎虚《じんきょ》」と呼んでいた。未開社会と漢方医学の考え方は一致していたのだ。

☑ 現代の男性の勘違い

現代の男性は女性を悦《よろこ》ばそうとするあまり、ひとたび挿入《そうにゅう》すると、無我夢中でピストン運動をしなければならないと信じ込んでいる。したがって、持続時間がどうしても短くならざるをえない。あるとき、ある男性から、

「挿入すると、相手から動かないで！　じっとしてて！　といわれて、そのときはじめて、動かさなくてもいいのかと知りました。と同時に、じつに安心しましたよ」

と聞かされたことがある。彼はこのときから自信を持つようになり、エッチ恐怖症から脱却できたという。

一般の男性は、経験の少ない女性が性的快感を味わうまでに、何度かエッチの回数を重ねなければならないことを知らない。そんな女性を相手にしたときは、性急にピストン運動をしないで、むしろ時間をかけて緩《ゆる》やかに、やさしく動かさなければならないことを知らないのだ。

男性たちはポリネシアン・スタイルまで学ばなくてもいいが、**挿入した瞬間に、女性からせわしなく動いてもらうのを期待されていないことを知る必要がある。**

第6章

性的衝動を科学する

男女の性意識の違い

EDの原因は男性の女性に対する恐怖心からくると前述した。その恐怖心を突き詰めていくと、男性と女性の性に対する意識の違いによるものだとわかる。本章では男性が女性に対してよいと思っている勘違いの事例をあげていく。コンプレックス解消に役立ててほしい。

男性側の幻想①　硬くて太いペニス

☑男性が陥《おちい》りやすい短小コンプレックス

われわれ**日本の男性は、一般に自分のペニスが小さいのではないという不安と、早く射精してしまうのではないかという、いわゆる「早漏《そうろう》」の不安に悩まされている。**

公衆浴場や温泉などで横にいる男性のペニスと自分のペニスを比べてみると、どうしても自分のほうが小さく見えてしまう。これは横から見るのと上から見るのとの違いで、上から見ると自分のほうが小さく見えてしまうのだと説明される。

ペニスのサイズと勃起《ぼっき》時のペニスのサイズについては、さまざまな調査や報告が発表されている。しかし多くは自己申告によっているから、見栄《みえ》を張って大きくいう人が多いらしく、あまり信用することができない。

第一、暑い季節にダラリとしているときと、寒い季節に縮《ちぢ》こまっているときとではサイズが違うし、前立腺《ぜんりつせん》ガンの手術のときに手術台に横になったときなどは、こわさで縮こまっているから、とうてい計測できない状態にある。

大まかにいって、身体の大きさでペニスの長さに違いが出るようだから、身体の大きな西洋人は長いように思われる。

しかし、これは必ずしも普遍的な真理でなく、小柄な男性でもサイズの大きな人がいて、昔はこれを、

「小男の大マラ（ペニスを意味する昔の隠語。インドから伝わった仏教用語に由来するとされている）」

といって、尊敬しているのか、バカにしているのかわからない表現をしたものだった。右の論理からいえば、身体の大きい相撲の力士は小さく見えるに違いない。

☑女性は大きいペニスを喜ぶのか？

学術めいた調査例では、1996年の「泌尿器科学会報」の発表があり、研究者による**勃起時の測定例として、平均的な長さが12・9センチ**とされている。2000年の「性機能学会に関する国際会報」では、13・6センチとされているので、調査対象に外国人が入っていたのかもしれない。

絶対的な数値があるはずがないので、**日本人の平均的な勃起時のサイズを長さが13・56センチ、直径3・19センチとしておくことにしよう。**問題はサイズが大きいほど女性に歓迎され、威張っていられるのかどうかということにある。

男性のなかには、硬くて太いペニスのほうが、女性に歓迎されるという信仰がある。これを専門家に聞いてみると、

「女性の快感には、そんなことは関係がありませんよ。どっちみち、そんなに大きな違いはないんですから」

という答えが返ってくる。思い切って女性自身に聞いてみると、

「やわらかいほうが、しっとりとして好きですね」

という答えが意外と多かった。

本当のところは女性自身も夢中になっているだけで、挿入《そうにゅう》されたペニスが大きいのか小さいのか、硬いのかやわらかいのか、わからないように思われる。もっとも、こんなことを大勢の女性に質問していると、本物の変態だと思われかねないので、十数人の女性から聞いた感想にすぎないが。

専門家は亀頭《きとう》がもともとやわらかくできていて、**勃起したときでも、棒状の海綿体《かいめんたい》が硬くなるだけで、亀頭はそんなに硬くならない**という。

ペニスの平均サイズ

■英ロンドン大学の研究チーム「BJUインターナショナル」(2015年)

長さ(恥骨部分から亀頭先端まで)	平常時 9.16センチ	勃起時 13.12センチ
太さ(根元または中間部分の周長)	平常時 9.31センチ	勃起時 11.66センチ

■泌尿器科会報(1996年)

長さ	勃起時 12.9センチ

■性機能学会に関する国際会報(2000年)

長さ	勃起時 13.6センチ

「若いときでも亀頭が硬くなることはありません。もし硬かったら、相手の女性が痛がりますよ」

と専門家は確信を持っていう。つまり勃起時の長さと太さは、エッチの快感とは無関係なのだろう。長くて太いほうがいいと信じている人は、性器を誇張して描いた昔の浮世絵《うきよえ》を見て、衝撃を受けたのではないだろうか。

ところで、肝心の女性の膣《ちつ》の深さはどれくらいだろうか。

医学書には7~10センチだと説明されている。その通りだとすれば、どんなに背の高い女性や太った女性を相手にしても、ふつうの平均的なペニスがひけをとることはないわけである。

男性側の幻想②　乳房《ちぶさ》の大きさ

☑女性の太めコンプレックス

男性と女性の間には、ごく一般的な思い違いがある。男性は本音をいえばエッチのときに、胸の骨の浮き出た理科室の骨格標本のような、やせた女性を好まないだろう。これは個人の好みによるが、一般的な男性は、肉づきのいい抱きがいのある女性を好む傾向にある。やや太めの女性には、そこはかとない色気があり、それも性的快感と無関係ではないからだ。

ところが女性たちには、やせる＝美しくなる、太る＝醜《みにく》くなるという定式が脳にこびりついている。これは化粧品会社や製薬会社のコマーシャルに洗脳された結果だが、その影響力は強すぎて、ちょっとやそっとの説得ではまるっきり効果が上がらない。

女性の太めコンプレックスと男性の短小コンプレックスには、両方の好みにそぐわない完全に相反する面がある。

☑ 何でも大きければいいわけではない

男性のなかには、巨乳コンプレックスの持ち主がいる。乳幼児のときに、母乳不足で育った人たちではないかと推測される。

有名なイギリスの動物学者デズモンド・モリスは、「女性のめくれあがった唇《くちびる》と胸のふくらみが、ほかの哺乳類に見られない特徴だ」として、それが男性をひきつける要素だと説明した。たしかに挑発的な唇は性的衝動をかきたてるが、乳房のほうは大きければいいというものではない。モリスも巨乳がいいとは断定していない。

乳房の大きさは性的快感に関係しない。むしろ、あまり大きいと密着感が損《そこ》なわれて、圧迫感を強《し》いる。また、身体が汗ばんできたときに、大きな乳房の間の空気が逃げ場を失って、ブウというおならのような音をたて、緊張感が緩《ゆる》むこともある。

試しに乳房の大きな女性に聞いてみると、子どものときから苦労をしてきたことがわかる。早い年ごろから大きくなると人目が気になるし、友だち同士の間でも気を遣ったという打ち明け話をされる。

「いちばん困ったのは、小学校や中学校の運動会のときよ。懸命に走っていると、おっぱいが揺れて、胸の上のほうの筋がつっぱってきて痛くなるのよね。だから片腕でおっぱいを支えながら、片腕だけふって走ってたわよ」

と、往年の苦労を告白する女性もいる。

かつての未開社会のなかには、女性たちは子どものころから、乳房をもんで大きくする風習があったというが、理由は大きい乳房が男性をひきつけたからか、ひきつけると思われていたからかはわからない。

☑巨乳は現代女性のファッション

かつての未開社会のなかには、首の長さが女性の魅力の条件とされていたので、幼年時代から首輪をさせて少しずつ数を増やし、首を伸ばそうとした社会集団があった。また、尻の大きさが女性の魅力の条件とされたので、若い娘たちが毎日、木の切り株や石に尻をぶつけることを日課にしていた社会集団があったことも知られている。

現代社会に巨乳信仰があるとすれば、それは実際的な意味あいでなく、見映《みば》えがするというファッショナブルな意味あいからにすぎない。しかも現代のファッションは、女性の身体的特徴をいたずらに誇張する方向に向かっている。

女性の乳房の大きさは、たとえばホルスタインのように母乳を豊富に出せるというような実用的な意味がなく、女性の魅力とプライドを支えるステータスなシンボルのように思われる。

つまり、すまして歩くときに、ほかの女性からうらやましがられたり、巨乳コンプレックスの男性の目をひいたりする効力があるにすぎない。

大きな乳房が女性の性的快感に関係するとは思えないし、乳房が小さくても乳首が非常に敏感な女性もいる。こんな問題で統計学的研究が成立するはずがないので、すべてはナゾに包まれているというほうが安全だろう。

かつての日本では、小さくてかたちのいい乳房がいい女性の条件とされていた。このことは浮世絵の美人画を見るとよくわかるだろう。

ヨーロッパでも第二次世界大戦以前には、一般人の間に巨乳がもてはやされたわけではないように思われる。それが大戦後になって、イラストなどで誇張表現されたのが、今日《こんにち》に結びついているのではないだろうか。

男性は何に性的欲情を感じるのか？

☑ 性感を高める男性ホルモン「テストステロン」

男性では、性的快感や性的満足感は性的相性にもよるが、相手の女性を好きだという気持ちから生じるように思われる。その証拠として、**好みの女性を相手とするときに、性感を高める男性ホルモンの「テストステロン」の分泌がさかんになる。**

男性の快感は射精の瞬間に絶頂に達するが、女性もまたこのときに絶頂感を経験するように思われる。

「男性の射精の瞬間は感動的ですよ」

と教えてくれた知的な女性がいたが、これは自分の身体の魅力を確認できる瞬間だからかもしれない。女性が一般に正常位を好むのは、男性の身体の重さを感じるのを好むことによっているらしい。なかには、

「征服されている感じがいい」

と表現する女性もいるが、女性側はやはりエッチを受け身に感じているのだろう。女性たちにはエッチのあとで男性の腕をまくらにし、身体をくっつけて、じっとしていることを非常に好む人たちがいる。それが満たされた気持ちと愛を感じ取れるときだというのだが、ここにもエッチと愛を結びつけずにはいられない女性の心理が表現されている。

☑男性のエッチは愛と無関係

男性ももちろん特定の女性（たとえば妻）とは、好きだという感情＝愛があるからエッチをしたがるにほかならない。

しかし、エッチのたびに愛が原動力になるとはかぎらない。愛と性衝動はどのようにからまっているかはわからないが、愛がエッチの必要不可欠の条件になるとは思えない。とくに夫婦の間では、惰性《だせい》や気まぐれのことが多いだろう。だからといって、妻を愛していないわけでないことを、多くの女性は理解しない。

ふとしたきっかけでエッチをした相手との間には、よほどの錯覚《さっかく》がないかぎり、愛という感情は介在しない。そこには**好奇心と性衝動があるだけ**だろう。もっともエッチの回数が重なれば、愛が遅れてやってこないとはかぎらないが。

風俗で女性と金銭的なエッチをする男性は、カネで愛を買っているわけではないだろう。カネで買えるのは女性の身体だけで、だれしも愛だとは思っていないはずだ。男性は女性に反して、一般に愛と関係のないエッチをする。

男性のなかには、たとえ夜の世界の女性を相手にしても、本当に気に入って懸命にくどいた女性とでなければエッチをしない人たちがいる。その反対にソープランドで順番を待っていて、たまたまめぐってきた女性と偶発的なエッチをするほうを好む人たちもいる。

どちらのエッチにも、愛を論じる根拠はないように思われる。愛もエッチもどうやら錯覚と幻想ではないだろうか。

Column

なるほど！性知識

ロボットとエッチをする時代

アメリカでは「セックスボット」と呼ばれる男性のエッチの相手をするロボットが開発されている。一部では、まもなくロボットとのエッチがふつうになると考えられているらしい。

このロボットは、昼間は子どもの食事の世話をしたり、高齢者の介護をしたりするように設計されているという。そして夜はパパのお相手をするそうだが、これを家庭用の万能ロボットと呼んでいいのだろうか。

セックスボットは学習によって、膨大な量の性的データを保存し、相手の好みにあわせて反応する能力を身につけるようになるといわれている。

今日の生産現場や生活領域には、多様なロボットが進出している。医療現場でも、手術補助ロボットが広く使われている。

セックスボットが家庭生活に普及する時代をどう考えるかわからないが、問題は人間が技術的改革に慣れやすい生物だということにある。

男性は1回の射精で、2億の精子を放出するといわれてきた。しかし現代人では、放出される精子の数は数千万に減少しているといわれている。セックスボットと精子の減少は、どちらも文明化した現代人の性的衰弱という現象を、ストレートに表現する事態に違いない。

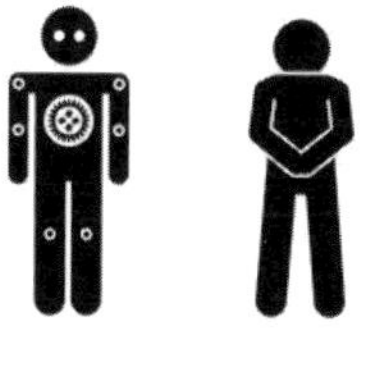

男性の欲情ポイント① 顔

☑男性がひかれるのは女性の顔

一般の男性に女性のどこにひかれるのかと聞くと、顔だという答えが圧倒的に多い。「顔」の範囲をもう少し限定して、どこにひかれるかと聞くと、**目と唇という答えが返ってくる**。目にも唇にも個人的な好みがあるが、この2カ所が男性から見た女性の魅力を決定する。

唇については、薄い唇の女性はキスがうまいという定説がある。しかし男性に吸われるために作られたような、厚めの突き出した肉感的・挑発的な唇にひかれる人も少なくないだろう。事実、女性の厚めのやわらかい唇に、長い時間、唇を押しつけているのも悪くはないだろう。

それでは問いを変えて、全体としてひかれる女性の顔はどんな顔かと聞くと、答えはそれこそ千差万別《せんさばんべつ》とさまざまで、まとめようがない。

われわれの身体は頭の髪の毛から足の爪先まで、父親と母親から引き継いだ遺伝子の情報によってできている。遺伝子とはわれわれの身体の37兆個という細胞のなかで、DNAと結びついている情報源である。

今日では、男性の性器に関係する医療部門と女性科の診療には、異性の医師はかかわらないようになっている。どちらも医師といえども異性に、生殖器や乳房を見られたがらないからである。包茎《ほうけい》問題やED問題を専門とするクリニックの広告には、わざわざ、

「男性スタッフしかおりません」

と断っているくらいである。ここから引きだせるもっとも逆説的な情報は、男性も女性も直感的に、相手の異性が性器にひかれないのを知っていることだろう。

☑遺伝的に決まる人間の顔

人の顔は遺伝情報によって生まれつき決定されている。だから、子どものときの顔と大人になってからの顔にいくぶんの違いがあっても、発育のどこかで急に別の顔になりたいと望んでもかなえられることはない。

たしかに男性が美しい顔の女性や、かわいい顔の女性を好むのは事実だろう。しかし男性は望ましい女性の顔の理想像を持っていて、それにあった顔の女性を好きになったり、相手として選んだりするのだろうか。つまり、**男性は理想の顔を持つ女性とエッチをしたがっているということだろうか**。

ところが、どのような男性も、そうした顔の明確な理想像を持っていない。たまたま出会った女性の顔にひかれるにすぎない。そうした意味で男性の好みには、行きあたりばったりのじつにいい加減なところがある。少なくとも**顔の好みはエッチの好みと一致しない**。

言葉を変えれば、男性は自分の選んだ女性の顔を美しいと感じたり、かわいいと感じたりするにほかならない。そのおかげで、一般世間の男女は救われてきたのである。

昔のことわざに、

「割れ鍋に閉じぶた」

という名文句があり、「いろはカルタ」にも収録されていた。これはひび割れた鍋にも、あうふたがあるということで、どんな女性にも、またはどんな男性にも好いてくれる相手がいるという真理を指摘した名文句だった。

それはまた自分が好きになった相手の顔が、理想の異性の顔になるという人類に共通する真理をも示していた。ここでは性的嗜好《しこう》が美的嗜好に優先するが、**女性にはとくに性的関係を持った男性を好きになる傾向がある**ように思われる。つまり、ここでもエッチと愛が密接に結びついている。

☑美人がEDの原因になることも

男性にはすごい美人に会ったりすると、思わず緊張で固くなり、ろくに口もきけなくなる人たちがいる。一般の男性には、このような引っ込み思案な面がある。

かつて、ある編集者が売れっ子の作家に、EDに悩んでいると打ち明けたことがあった。すると、夜の世界で大モテだった作家は、

「それじゃ、美人やかわいい子ばかり追いかけるのはやめて、ブスにしなさいよ。しかしブスのなかには、正義のブスと悪のブスがいるから、正義のブスでなければダメですけどね」

といったという。これは男性の心理を見抜いたすばらしい発言だと思われる。

気位の高い美人や、自分の魅力を承知しているかわいい女性には、どうしても自分本位なところがあり、それだけ男性に気を遣わせる。余計な気を遣うエッチが楽しい

はずがないし、それがEDに陥《おちい》る原因になるかもしれない。

作家のいう正義のブスとは、とりわけて美人でなくても顔や身体のどこかに魅力のある女性や、やさしい心遣いを示すことができる女性のことだろう。このような魅力は、ひとたび発見すると心に焼きついて、軽視することができない味わいになる。これまた昔のことわざで、

「美人は3日見ると飽きるが、ブスは3日見ると慣れる」

といわれたのは、このへんの機微《きび》を伝えたものだろう。

どこにでもある顔が最高

ここで世界的に有名な日本のダッチワイフ製造会社の創業者が発言した言葉に耳を傾けてみよう。そこに大きな意義があるからだ。

彼は**製品（つまりダッチワイフ）の顔が美人だったり、かわいかったり、個性的だったりすると人気がない**と明言していた。

「どこにでもいる、どこにでもある顔が、いちばん人気が高いんです」

この言葉はじつに印象的である。ダッチワイフはエッチの目的で購入される製品で

あり、長期的な使用が予測される。ここにはエッチをする男性の心理が、おもしろいほどに反映されている。

重要な論点は、顔の美醜《びしゅう》が性器の優劣に関係しないことにある。すまし顔の美人の場合、あとにつまらない思いが残ることが多い。これは期待が大きかったばかりに、失望につながった結果かもしれないが、**性的満足感が心の問題であることも示している。**

それに反して、それほど美人でない女性でも心を許しあってエッチをすれば、文句のない満足感を味わえることがある。男女の間には、口では説明しにくい性的相性があり、それは挿入した瞬間に感じ取れる感覚でもある。

男性の欲情ポイント② お尻

☑ 女性の性的チャームポイントはお尻

一般の成年に達した男性に、女性のどこに、もっとも性的にひかれるかとストレートに質問すると、間違いなく「尻」という答えが返ってくるだろう。人によって好みはあるだろうが、その場合に好まれる尻は丸みを帯《お》びた肉感的な尻だろう。**男性たちは歩く女性の後ろ姿を見て、ほのかな性的欲情をかきたてられることが多く、そこには顔は関係しない。**一般に東洋人の尻は平板なことが多いが、アフリカ系の女性は尻がくびれて、盛り上がった感じになっている。これは遺伝的特質だから、平板な尻に文句をつけてもしようがない。

世のなかには生まれつき、意識しないで尻をクリックリッと動かして歩く少数の女性たちがいる。それを背後から見ていると、まるで尻が独自の個性をもって、したたかな自己主張をしているように思われるだろう。

こんな女性がぴったりとしたジーンズをはいていれば、人ごみのなかでも「やりたい女」として男性の視線を集めるに違いない。女性のこのような体質的な尻は男性の性的欲情に直結する。

整体などの専門家によると、やたらに腰をふって歩く女性は、股関節《こかんせつ》が硬くて動く範囲が狭いため、腰仙関節《ようせんかんせつ》を軸にして腰を揺り動かすのだそうである。腰仙関節とは、骨盤の上方にあって、骨盤の動きに関係する部分だという。つまり、健康的には、あまり感心しない腰の動かし方だとされている。

☑モンロー・ウォークの学び方

ハリウッドの女優マリリン・モンローは、1950年代に「セックス・シンボル」として世界の男性の注目を集めたものだった。彼女は性的刺激性を持つ身体だったが、何より独特の身体の動かし方を心得ていた。

有名な「モンロー・ウォーク」は、尻を大きく左右にふって歩く歩き方だった。彼女は尻だけでなく、身体全体で歩き方を演出していた。彼女はこの歩き方をするため、ハイヒールの右のかかとを、左のかかとより約6ミリ低くしていたという。

モンローの１９５５年の作品にビリー・ワイルダーが監督した『七年目の浮気』があり、ひと昔前の多くの映画ファンの記憶に残っているだろう。この映画で彼女が地下鉄の通気口の上に立ったとき、下から吹き出す風にあおられて白いドレスのすそがひるがえり、白いパンツが見えたのだ。

当時はまだ、成熟した女性のパンツが見える映画はなかったので、観客は度肝《どぎも》を抜かれ、モンロー・ウォークとともに深く感動したのだった。

ものの本によると、好きな相手の女性に、このような歩き方をしてもらう方法があるという。第一の条件は、身体のラインがぴったりと浮き出るような衣服と、ハイヒールをはくことにある。そして頭と肩を後ろにひき、垂直の姿勢をとってもらう。

歩き方では、右足を前に出したら、同じほうの右肩を前に出し、左足を前に出したら、左足を前に出すようにする。つまり、同じ側の足と肩を同時に前に出すわけだが、ポイントは手をふりすぎないことだという。

これはそうとう疲れる歩き方だから、多くの人に見られそうな場所だけにかぎっておいたほうがよさそうである。しかし、彼女がそんな歩き方をして見せてくれると、男性は彼女のヒップの魅力を再発見する機会に恵まれそうに思われる。

男性の欲情ポイント③　言葉・会話

☑言葉がなければ認識できないのか

長くいっしょに暮している夫婦や、長くつきあった女性との間に、倦怠感《けんたいかん》に似た感情が芽生えるときがあり、これもまたEDに結びつくことがある。それを単純に表現すれば性的刺激が薄れたか、なくなったということになるだろう。

こんなときに男性は、言葉の力や行動で互いの性的欲情を高め、再活性化する努力をはらう必要がある。それが生きる活力にも結びつくだろう。

20世紀に言語学の革命をなしとげたアメリカの言語学者ノーム・チョムスキーは、言葉をもっぱら認識と思考にかかわる道具として主張した。これは言葉をもっぱらコミュニカティブな（交信用の）道具だと考える学者たちに反する姿勢だった。

チョムスキーは言葉が認識を支配する例として、ある未開社会の集団が、虹を3色として見るケースを引用した。この社会集団には、色を表現する言葉が3つしかなかったという。つまり、言葉が認識までを支配する典型的な例だとされたが、虹を7色と見るのは、先進文明圏だけらしい。

チョムスキーは、この未開社会の新生児をニューヨークに連れて行って育てれば、流暢《りゅうちょう》に英語を話し、虹を7色というだろうと語っている。ここにはわれわれの認識の特性と、**人は言語表現にない事物を認識できない**という事実が表現されている。つまり、われわれは社会集団の言語表現にない対象を認識できないということである。

言語学の世界には「サピア＝ウォーフの仮説」として知られる言語理論がある。この2人の言語学者は、

「言葉は人の世界観の形成に異なる方法で関係する」

と主張した。つまり現実は、使う言葉によって同じようには認識されないということであり、ここでも言語が現実の認識を左右するとされている。

☑生活にあった言葉

かつて、年中、白い世界に暮らしているイヌイットには、「白」を表現するボキャブラリーが100種類もあるといわれていた。これは誇張だとわかり、実際には「雪

の状態」を表現する言葉が16通りあるということになっているらしい。

しかし、人が住む環境によって、表現が細分化することが知られている。たとえば日本の漁業関係者は、その日の風の吹く方向を細かく表現する。

フランスの人類学者ダニエル・ド・コペは、20世紀前半に、オセアニアのアレアレ島でフィールド調査をした。この島の生活は女性の漁労活動によって支えられており、男性は子守りをしたり、家事をしたりしてすごしていた。

男性は子どものときから女性を大切にする習慣を持ち、女性を喜ばせる技術を習得させられた。ド・コペの報告によれば、男性は女性の性器に舌をつけただけで性器の質をいい当て、味覚に関係のない言葉で6通りに表現したという。

われわれの認識も感性も好みも、言葉によって規制されている。そうだとすれば、せめて常識的な意味のラインをはずれた、**非日常的な言葉の力を使って欲情を活性化**し、われわれ自身の性生活を活性化できるのではないだろうか。

☑プリマドンナの魅力

オペラやバレエを鑑賞した人は等しく知っているだろうが、極限に近い身体的表現をするには、経験の浅い若い人では無理で、それなりの経験と年齢を必要とする。だから『ロミオとジュリエット』で、年功を経《へ》た大木の幹《みき》のような太い腰をした中年の女性歌手が、

「ああ、わたしはあの人に心を奪われてしまった」

と腰を揺すりながら歌っていても、観客は

「世慣れないかわいい少女が、恋に心を奪われて苦しんでいるのだ」

と、想像する義務を持っている。言語と想像力は、目に見えない現実を見せてくれる。年功を経た大きな腰から、か細い少女の腰を感じ取るのも、観客の想像力の成せるワザにほかならない。

実際に舞台の終幕近くになると、年功を経ていそうな腰太の女性が、恋をするかれんな少女のように見えてくるに違いない。これは演技やプロットのせいだろうか。そうではなく、観客の心に起きる変化のせいであり、幻想のせいなのだ。

☑ ソープランドでも勉強ができる

性的刺激が相手から一方的に与えられるものだと考えるのは、身のほど知らずの傲《ごう》

慢《まん》さである。とくに年齢を重ねてから、そんなふうに考えているとすれば、その人はけっして幸せな性的体験を持つことはできないだろう。

男性はいかなる年代に属していても、性の快感や悦《よろこ》びは、幻想のなかにしか存在しないという自覚が必要だろう。人間はどんなことをしても、他者を十分に理解することはできない。そうだとしたら、せめて幻想の世界で自意識を捨てるのも悪くはないだろう。

前述したオペラに行ったときのことを参考にして、**慣れ親しんだ女性の新しい魅力を言語的に発見できるかどうかは、男性の能力と心構えによっている。**どうやら人の幸不幸は、その程度の能力に左右されるらしい。そう考えると、人間は死ぬまで勉強しなければならないのだ。

☑ 刺激しあう言葉と行動

エッチに新鮮な悦びを感じるには、男女ともに言葉と行動で刺激しあう工夫を必要とする。言葉と行動の例をいちいちあげるのはもどかしいが、要は相手の予期しないときに、ふだんと違う言葉を口にし、ふだんは見せない行動を取ることである。

「今夜のきみは、とてもかわいいね」

というようなありふれたセリフを、照れずにいったり、不意に抱きしめたりしてみると、互いに効果があることがある。なにしろ相手は、愛を感じたい女性なのだ。

知りあいの公務員は、風呂上がりにバスタオルだけをつけて、台所で飲み物を作っている妻の姿に、ムラムラと刺激されたことがあった。彼は彼女の背後から接近し、後背立位《こうはいりつい》で挿入したという。彼女のバスタオル姿はそれだけで十分扇情的《せんじょうてき》だろうが、夫にそのような姿を見せる夫婦関係は、かなり倦怠的だったと思われる。

挿入してしばらくすると、彼女は、

「こんなところじゃイヤ、ベッドに行こう」

といったという。

別の女性でも、同じことを試みてみたら、同じ反応があったので、彼は後背立位で挿入された女性の一般的習性は、ベッドに行きたがることだと信じていた。この信念が当たっているかどうかは別として、こんな非日常的な行動が新しい刺激になることはたしかだろう。

男性は女性に神秘性を求めている

じつに奇妙な性器のかたち

人類は男性と女性とで構成されている。ヒトには46対《つい》の染色体《せんしょくたい》があり、それが何百万年にもわたって伝えられてきた。男性と女性では性染色体に違いがあり、男性では「XY」、女性では「XX」と表示される。まれに「XXY」という人がいて、アスリートでは男性に区分されたことがある。

しかし、男性と女性は遺伝子検査で区別されて育てられるのでなく、生まれたときの性器の形状で区別されて育てられる。

アメリカの建築家で、すぐれた文明評論家バーナード・ルドフスキーは、『みっともない人体』という著作で、人間の身体と衣服のデザインについて考察した。

考えてみれば、われわれの性器はじつに奇妙なかたちをしているのではないだろうか。男性ではペニスが下腹部から突出していて、子ども時代には比較的さらけだされているから、多くの人が見慣れている。だから、まあまあ、そんなものだと奇異に感じることがないのだろう。

とはいえ成人男性の性器を細かく観察してみれば、じつに異様な造形物だろう。しかも、恥毛までくっついているというキテレツさなのだ。

一方、女性の性器のほうは、子ども時代から隠されている。多くの青年は成長したあと、明るい場所で成熟した女性の性器をまざまざと観察した経験はないだろう。テレビのミステリー番組では、検死官だけが裸の女性の死体を調べるが、彼らが興奮したり、欲情したりするシーンはないように思われる。

ほとんどの男性は成熟した女性のパンツを脱がせて、神秘的ともいうべき複雑きわまる真実を見たとき、息をのんで生涯忘れられない経験をする。そのときの男性の頭には、神秘的な形状の残像だけがこびりつき、その残像は女性性器の神秘性を拡大する。男性はこうして女性性器に非日常的な畏怖《いふ》に近い感情を持つにいたる。

神秘的な「Gスポット」

ここでちょっと「Gスポット」について触れておこう。Gスポットとは、女性がと

女性器とGスポット

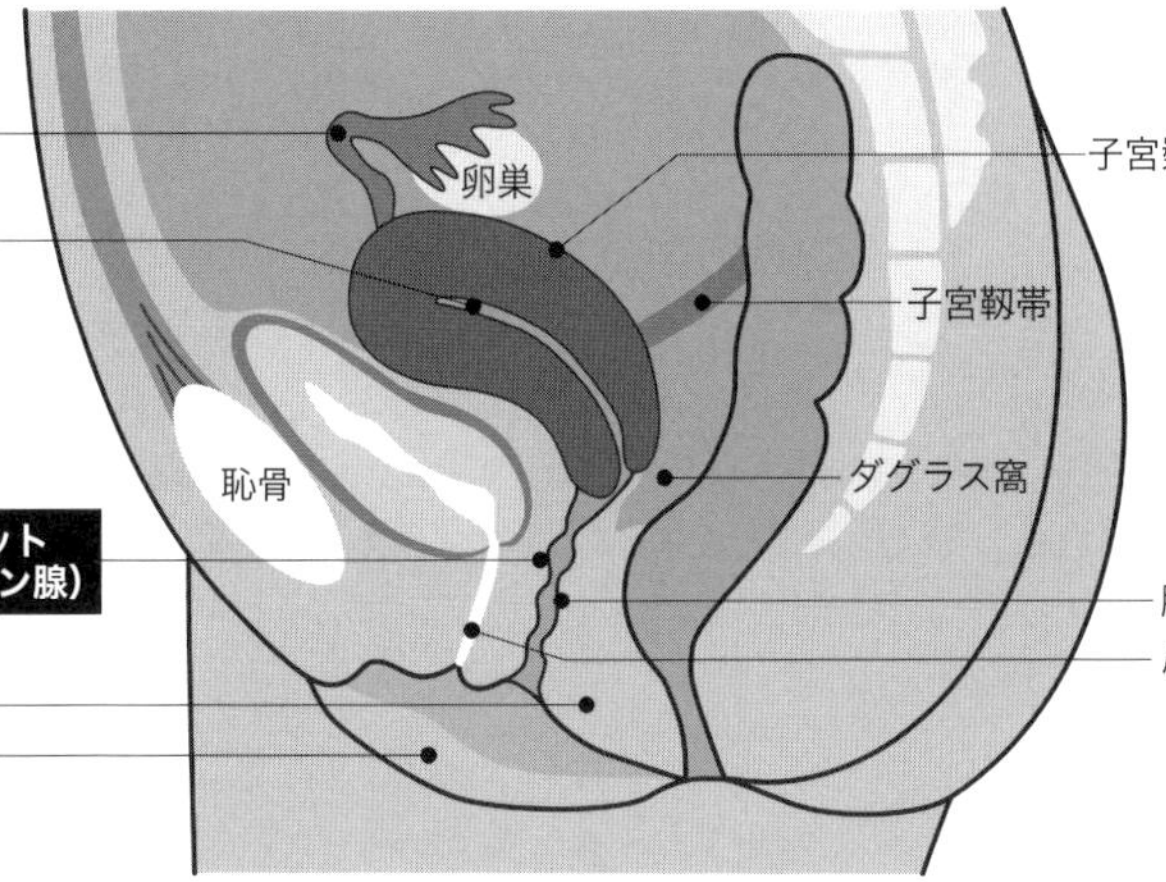

りわけ敏感に感じる膣《ちつ》内のある位置だといわれてきた。しかし、そんな位置は実際にはなく、好きものの俗説にすぎないともいわれてきた。

このGスポットをめぐって、学問的にも世界的にさまざまな説が発表されてきた。今では膣の腹側の尿道の先端に近い位置にある「スキーン腺」という分泌腺《ぶんぴつせん》がGスポットで、オーガズムのときに透明な液体を分泌すると考えられているが、議論の余地がある。

日本の性科学の研究者・渡仲三さんは電子顕微鏡を使った調査で、スキーン腺のまわりに知覚神経があることを発見した。２００８年、イタリアのラクィラ大学のチームが、

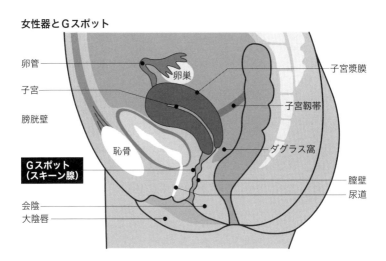

「たしかにスキーン腺のまわりに知覚神経があるが、すべての女性にあるわけではない」

と発表した。

2010年、今度はイギリスのキングス・カレッジのグループが、なんと1800人の双生児の女性を調査し、Gスポットがあることを否定した。Gスポットはますます神秘的な存在になっている。

Gスポット肯定派によれば、手の中指を第二指まで膣内に入れたとき、指の先端が触れる膣の上側にGスポットがあるという。別の推定は、そこが後背位の折りの女性が刺激を受ける箇所だということにある。

しかし後背位をとると、どうしてもペニスを締めつける膣の圧力が強くなり、その結果、持続力が短縮される。この二律背反《にりつはいはん》をどう考えるかは、人それぞれの問題だろう。

男性は一般に家庭では、アクロバティックなエッチや冒険的なエッチ、過激なスタイルのエッチをしないようにする。そんなことが夜ごとの習慣になれば、身をほろぼすような事態になるからだ。とはいえ、ときには生々しく猥褻《わいせつ》な言葉を使うことや大胆な行動をとることが、倦怠感からくるEDを切り抜ける斬新な方法になることがある。

☑ 女性は暗黒大陸を越えるナゾ

女性は男性にとって、永遠のナソであり、ナゾであり続けている。とくに男性を愛しはじめた女性は、とりわけ解きにくいナゾになる。すでに引用したフロイトは、「成人女性の性と生活は、心理学にとって暗黒大陸を越えている」といっている。「暗黒大陸」とは、ナゾに満ちていた昔のアフリカ大陸のことだった。

これほどナゾめいた女性を相手にして、男性はどうしてエッチを仕掛けるのだろうか。ときには義務感や便宜上《べんぎじょう》、しがらみや世間体という場合もあるだろう。しかし、もっともストレートで強烈な理由は性的欲望があるからだろう。

それゆえ若い男性は焦《あせ》って迫《せま》るから、失敗することがある。とくにいっしょに酒を飲んだ夜は、チャンスだと思っても、一度は自重《じちょう》する必要がある。

「今夜はいけそうだ」

と感じても、思い直して身をひくことが大切かもしれない。ひとたび断られると、再度挑戦するのは気が重くなるし、それが理由でEDになりかねない。とはいえ、男性と女性の間は心理戦だから、タイミングが難しい。たしかに女性側にも、

「今夜は、やらせてもいいっか」

と魔がさすことがあるようだが、ここで男性側が我慢をしても、損をすることはないのだ。別れ際に酔った女性から、

「バカねえ、意気地なし」

とののしられても、恥じいることはない。すでにタイミングを逸《いっ》しているのだから、たとえ元気な母親が家で待っていても、

「今日はおふくろの命日なもんで、すみません。来週の今日、また、会ってほしいんですけど」

とかなんとか、ぬけぬけと言い逃《のが》れをして、深追いしないで帰るしかないだろう。

その夜、男性は反省したり、悔しがったりするだろうが、女性のほうも同じだろう。どちらにも、次の機会に対する期待感が高まるに違いない。

男性と女性の一致点と不一致点

☑ エッチは終着点か出発点か

男女の間には、性をめぐる決定的な戦略はない。フロイトは、「もっとも高い社会階級に属する男性には、下位の条件の女性を愛人として持ち続けるか、妻として選ぼうとさえする傾向がある」といったが、彼は女性も同じであることを自覚しなかった。イギリスの小説家D・H・ローレンスの『チャタレー夫人の恋人』は、そのような女性の下位志向の心理を描いた作品だった。彼女は森番の男性と性的体験を重ねたのだった。

男性と女性の傾向に目立った相違点があるとすれば、一部の女性が作家やタレントやスポーツ選手のような有名人や、社会的に高位にある男性や資産家に関心を示し、性的関係を結ぶのをいとわないことだろう。

これは名所旧跡を一度は見たがったり、有名スポットに行きたがるのと同じ種類の観光的好奇心のようなもので、彼女は有名人とのエッチ体験のあと、それを誇りにするだろう。

「こちらが有名人なら、女は何でもやらせる」

という、ただひとつの哲学的な深い発言をした、トランプ・アメリカ大統領のいう通りだと思われる。

それに反して男性には、そんな傾向は毛頭ない。勇気のない男性は有名タレントを見ただけで萎縮《いしゅく》してしまい、性的欲情を感じるどころか、できるだけ近づかないようにするに違いない。

そんな有名女性に声をかけて無視されたら、それこそ自信を失って、ED路線まっしぐらという結果になるかもしれない。ここには男性の勇気のなさだけでなく、知性とプライドと羞恥心《しゅうちしん》が強くかかわっている。

男性はエッチができるようになった瞬間に、恋愛関係（性的欲情）の目的を達成して、終結点に近づくが、女性はエッチのときから愛がはじまるという心理学者の見解がある。ヒトのオスとメスは、このような心理戦を闘いあう、最初から食い違う宿命にあるのかもしれない。そのことが性と性行為を、いっそうアトラクティブにしているのだろう。

エッチは人生のささやかな賛歌

☑女性もエッチを好むのか

女性にもエッチを非常に好む人たちがいる。エッチを好むというより、彼女たちには、いくつになっても愛し、愛されたいという強い欲求がある。多くの女性は、そんなことをいつのまにか忘れているか、あきらめることに慣れているにすぎない。

かつては女性には妊娠という重荷があるから、エッチの誘惑にはかんたんに応じないという見解が一般的だった。それに貞節《ていせつ》という観念が結びつき、女性の性行動の自由と主体性を抑制してきた。しかし、今ではすべてが伝説になりはて、男性と女性の性行動を文化的束縛が支配しなくなっている。つまり男性も女性も、性衝動とエッチに対しては差異がないことがわかりきってきた。

彼女たちのエッチは愛に結びつくが、男性は愛がなくてもエッチができるか、愛のないエッチをしがちな習性があり、そこから差異が生まれて、両性の行き違いが生じる。

しかし、われわれが住む世界には男性と女性しかいない。両性の要求と達成感が満たされるべきだと考えるか、満たされるはずがないと考えるかで、行動原理は根本的に異なるだろうが、だからといって要求を満たす努力もしないのでは、そもそも健全な家庭も社会も成り立たないだろう。

男性側のＥＤという事情が、女性側の欲求を満たせない状態を作り出しているとすれば、男性側には人間としてＥＤを解消する義務がある。

勃起能力はED治療薬で獲得できる時代

男性側の「面倒くさい」という気分は、勃起させて相手のパンツを脱がせ、挿入して射精し、そのあとにティッシュを使う手順を省《はぶ》けないという思いにほかならない。その思いを克服するのは愛でなく、良識的な家庭の経営学ではないだろうか。

エッチに手数がかかるといっても、まさか事後に女性にパンツをはかせてやるほど、面倒見のいい男性はいないだろう。ほとんどはことがすめば、さっさとイビキをかく徒党《ととう》ではないだろうか。

なかにはエネルギーの浪費を、エッチを忌避《きひ》する理由にする男性がいるかもしれないが、100メートルを全力疾走《しっそう》するエネルギーに比べれば、エッチに必要とされるエネルギーは、駅で電車に乗り遅れまいとして短距離を走るときのエネルギー程度だろう。ただ脳のほうはそれなりに刺激を受け、活動するので、頭は疲れるかもしれないが。

男性も女性たちと同じく、いくつになっても異性に関心がなくなるわけではないし、機会があればエッチか、せめてエッチの真似《まね》ごとでもしたいという野望が頭の片隅に残っている。

人によっては野望を実現するためには、いくつかの条件をクリアしなければならないという厄介《やっかい》な状況にあるかもしれない。しかし、もっとも重要な勃起能力の獲得という条件は、わずかな金額で手に入るED治療薬でクリアすることができる。あとは諸条件をクリアするために、わずかなエネルギーを惜しまないことだろう。

あなたにはたぶん、一度映画を観たあとに、すぐにまた別の映画を観たくなった経験があるだろう。誘われて気軽に麻雀をしたばかりに、またもや病みつきになってしまった経験があるかもしれない。

人間は習慣に支配される存在である。エッチをしなくなっているのは、たまたま習慣が途絶えているだけのことで、しみじみ考えてみればエッチも現代人にとっては、映画や麻雀のような習慣的な行為にすぎないのかもしれない。

あとがき――不思議な経過をたどったED本

ある出版社から、ガンの本を出版したとき、担当編集者の安田宣朗さんから、
「次回は『完全勃起マニュアル』という原稿を書いてみませんか」
といわれたことがあった。酒を飲みながら、こちらがエッチな話をしたせいだろう。そのときは気軽に聞き流したが、安田さんの提案は頭の片隅にこびりつき、いつかはそんな原稿を書いてもいいかと思ってきた。

それから何年もたって気が向き、EDに関する原稿を短期間に書きあげた。安田さんは別の出版社である、徳間書店の第一制作局・編集プロデュース部に属していたが、連絡してみると関心を示してくれたので、すぐに原稿を送ってみた。

その結果が本書の出版に結びついたわけだが、筆者は60年近くも出版業界に関係してきたのに、こんなに不思議な成り行きを体験したことがない。ある出版社の編集者から提示された企画が、別の出版社に移っていたその編集者の手で実現されることになったのである。

編集者と書き手の関係には、男女の性的関係にも似た微妙なものがある。連続的にずっと続く関係もあれば、一度っきりで途切れてしまう関係もある。また、しばらく途切れていたあとに、急に復活する関係もある。復活した関係にも手慣れた親しさが作用し、仕事をスムーズに進めることができた。そこには言葉にしにくい懐《なつ》かしさのような感情がからまっていた。

そのような事情から、本書の仕事はじつにスムーズに進行した。つまり、はじめから終わりまで、安田宣朗さんという能力があって好ましい人柄の編集者の世話になった。言い換えれば、本書は安田さんとの共同作業のようなものである。

安田さん、ありがとう。あなたのおかげで、思いもかけぬ本が実現しました。

前沢　敬

2020年2月

著者：前沢敬

医療ジャーナリスト
1935年、石川県に生まれる。

早稲田大学フランス文学科卒業、同大学院中退。

出版社勤務後、東京大学等の講師を歴任し、現在は翻訳家、医療ジャーナリストとして活動。海外の最先端の医療研究・論文などの調査、また前立腺がん、大腸がんなどの取材・執筆の関係から、多くの医療関係者と交流を重ねる。

主な著書に「思わず人に教えたくなる雑学館（1～3）」（小学館）、翻訳書として、M＝F・エトシュワゴン、F・ルノワール著「ダ・ヴィンチ・コード実証学」（イースト・プレス）、P・ボルグマン著「やっぱり、お金持ちをめざしなさい」（実業之日本社）などがある。そのほか、医療関連書、医療雑誌への執筆を行う。

EDは治る！　完全勃起マニュアル
人生100年時代の「生涯現役」宣言

第一刷　2020年2月29日

著　者：前沢敬
発行者：平野健一
発行所：株式会社 徳間書店
〒141-8202　東京都品川区上大崎3-1-1
目黒セントラルスクエア
電　話：編集 03-5403-4350／販売 049-293-5521
振　替　00140-0-44392
印刷・製本：株式会社廣済堂

ISBN978-4-19-865044-5